AF396238

CENT DIX MALADES

ATTEINTS D'HYPERTRICHOSE

TRAITÉS PAR L'ÉLECTROLYSE

PAR

Le D' L. BROCQ

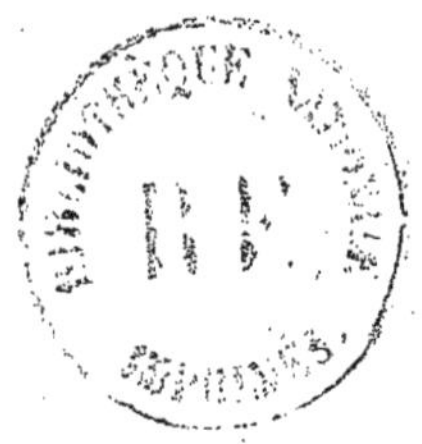

PARIS

MASSON ET C\ie, ÉDITEURS

LIBRAIRES DE L'ACADÉMIE DE MÉDECINE

120, BOULEVARD SAINT-GERMAIN

1897

CENT DIX MALADES

ATTEINTS D'HYPERTRICHOSE

TRAITÉS PAR L'ÉLECTROLYSE

PAR

Le Dr L. BROCQ

PARIS

MASSON ET Cie, ÉDITEURS

LIBRAIRES DE L'ACADÉMIE DE MÉDECINE

120, BOULEVARD SAINT-GERMAIN

1897

ATTEINTS D'HYPERTRICHOSE
TRAITÉS PAR L'ÉLECTROLYSE

PRÉAMBULE

C'est en 1886 que nous avons fait connaître à la Société médicale des hôpitaux les résultats de nos premiers essais de destruction des poils par l'électrolyse. Depuis lors, nous avons indiqué dans des publications successives les diverses modifications que nous avons peu à peu apportées aux méthodes américaines. (Voir les *Bulletins de la Soc. méd. des hôpitaux* de 1888, les *Bulletins de la Soc. de dermat. et de syphiligr.* de 1892, enfin la 2ᵉ édition de notre livre sur le *Traitement des maladies de la peau,* 1892.)

Depuis cinq ans nous n'avons plus guère perfectionné nos procédés : nous nous sommes définitivement arrêté à une ligne de conduite précise en présence des divers cas cliniques donnés au point de vue de l'intervention ou de la non-intervention. Le moment nous paraît donc venu d'appeler de nouveau l'attention des médecins sur notre façon d'opérer, de la discuter, de dire pourquoi nous la préférons aux autres méthodes : nous nous proposons en même temps d'insister sur les indications de l'électrolyse et de faire connaître la statistique des malades que nous avons traités jusqu'à ce jour.

Nous ne croyons pas devoir attendre plus longtemps pour faire paraître cet article. Malgré toutes nos publications antérieures, sans doute à cause de notre qualité pure et simple de dermatologiste, les électriciens de profession semblent en France ignorer totalement nos travaux, et ne pas se douter que nous avons été le premier dans notre pays, avec le Dᵣ Baratoux, à étudier la destruction des poils par l'électrolyse. La méthode si simple que nous avons définitivement adoptée leur est peu connue, bien que nous en ayons publié depuis plus de cinq ans les moindres détails.

Et puis il n'est pas encore trop tard pour parler de la destruction des poils par l'électrolyse, mais il est possible que, dans un avenir prochain, ce ne soit plus qu'un procédé suranné. Les dernières expériences faites avec les rayons Rœntgen ont ému toutes les femmes atteintes d'hypertrichose : nous avons déjà été consulté par plusieurs d'entre elles qui sont venues nous demander si elles ne devaient pas se soumettre à l'action des rayons X pour faire tomber leurs poils et leurs duvets. Nous n'avons pas cru devoir les engager à tenter l'expérience. Cette méthode nous paraît encore entourée de trop d'inconnues pour conseiller à une personne qui s'inquiète de poils existant sur sa figure, de se soumettre à l'action d'un agent dont les effets sur la peau sont parfois des plus terribles : d'ailleurs nous ne savons pas encore si la dépilation produite par les rayons X est durable, définitive, si au contraire, comme tout semble le faire prévoir, elle n'est que transitoire, et dans ce dernier cas quelle est la durée moyenne de la période de déglabration.

Il n'en est pas moins vrai qu'il y a peut-être dans l'emploi des rayons X contre l'hypertrichose une méthode d'un grand avenir, qui pourra, lorsqu'elle sera définitivement réglée, remplacer chez certains sujets avec avantage l'usage des pilivores et des dépilatoires, et restreindre ainsi singulièrement, sinon supprimer tout à fait, le procédé qui consiste à détruire les poils par l'électrolyse.

Toutes ces raisons expliquent pourquoi nous nous sommes décidé à écrire aujourd'hui notre article définitif sur ce moyen thérapeutique.

PREMIÈRE PARTIE

CHAPITRE PREMIER

Exposé de la méthode.

Principe de l'opération. — Tout le monde sait à l'heure actuelle que la méthode de la destruction des poils par l'électrolyse consiste théoriquement à introduire la pointe d'une fine aiguille reliée au pôle négatif d'une pile dans un follicule pileux, jusqu'à ce qu'elle soit en contact avec la papille du poil, puis à faire passer un courant électrolytique suffisant pour décomposer cette papille : quand la destruction de la papille est opérée, on interrompt le courant et on retire l'aiguille. Toute l'opération est comprise dans ces quelques lignes. Nous allons maintenant en examiner brièvement les détails, nous réservant de renvoyer chemin faisant, pour de plus amples explications, à nos publications antérieures.

Source de l'électricité. Choix de l'appareil électrique. —
Pour détruire les poils par l'électrolyse il suffit d'avoir une machine
à courants continus pouvant donner avec l'électrolyse unipolaire des
courants de 2 à 5 milliampères d'intensité. Le médecin fera bien
de se procurer une machine de Rebeyrottes, Gaiffe, Chardin,
Trouvé, etc..., de 24 éléments : c'est l'appareil le plus pratique ;
il est peu encombrant, facile à transporter, et dure assez longtemps
sans avoir besoin d'être rechargé. Les malades qui veulent s'opérer
eux-mêmes peuvent se contenter de machines de 12 à 18 éléments. Il
est bon qu'elles soient pourvues d'un ampèremètre, surtout si l'opérateur est un peu novice, afin qu'il puisse régler d'une manière précise l'intensité du courant qu'il veut employer. Les piles dont nous
nous servons sont au bisulfate de mercure ; elles nous ont toujours
satisfait par leur constance et par leur bon fonctionnement.

Au pôle positif on relie soit une poignée métallique cylindrique
recouverte de peau de chamois que le malade peut tenir à la main,
soit une plaque métallique également recouverte de peau de chamois,
ayant la forme d'une pédale sur laquelle il posera son pied nu s'il
veut s'opérer lui-même, de manière à avoir ses deux mains libres.
Pour faire passer le courant, on imbibe la poignée ou la plaque d'eau
tiède un peu salée.

Au pôle négatif on relie avec un fil très fin (pour ne pas alourdir
la main) l'aiguille avec laquelle on doit agir.

Description de l'aiguille. — L'aiguille à laquelle nous nous
sommes définitivement arrêté après beaucoup de tâtonnements, est
une simple tige en platine iridié extrêmement fine d'environ deux
centimètres et demi de long (vingt-deux à vingt-trois millimètres
nous paraissent être la longueur idéale), montée sur un cylindre
métallique d'un centimètre et demi de long, de trois millimètres de
diamètre ; ce cylindre est taillé à facettes suivant sa longueur, de
manière à figurer un hexagone ou un octogone sur une coupe transversale. On peut ainsi le tenir solidement et légèrement à la fois entre
le pouce et l'index, le rouler et le diriger en tous sens, et on n'a pas
à craindre de le voir glisser. Ce cylindre est destiné à relier l'aiguille
à la pile par un fil d'une extrême finesse, comme nous l'avons dit
plus haut ; la borne qui sert à cet usage doit être assez mince, un
peu plus mince que les bornes des fils ordinaires, pour ne pas peser
dans la main, ne pas l'embarrasser par un grand volume et ne pas
déplacer le centre de gravité de l'ensemble de l'appareil (borne et
aiguille), qui doit se trouver au niveau du cylindre de l'aiguille et
non au niveau de la borne ; ces détails d'une minutie ridicule sont
de la plus grande utilité, car il faut que l'opérateur ait une liberté de
mouvements absolue, et une sensibilité tactile des plus exquises.
L'orifice que présente le cylindre de l'aiguille doit donc être relative-

ment petit pour que la borne du fil puisse s'y fixer solidement. Il nous est souvent arrivé de ne pouvoir obtenir des fabricants cette petite modification; on peut alors mettre dans le cylindre de l'aiguille un bout d'épingle cassée et on y fixe ainsi le pôle négatif.

Depuis plus de huit ans nous coudons l'aiguille à environ 6 millimètres de la pointe, en la prenant à ce niveau solidement entre les mors d'une pince à épiler, de manière à ce que sa partie terminale, de 6 à 7 millimètres de long, fasse avec le reste de la tige un angle de 45° environ. Cette ouverture d'angle nous paraît être la meilleure : elle est, comme nous le dirons un peu plus loin, bien supérieure à celle de 90° que quelques auteurs préconisent. Les avantages de cette coudure de l'aiguille sont les suivants :

1° On peut ainsi ne pas faire mettre sur la tige de l'aiguille l'arrêt métallique qu'autrefois nous faisions placer à environ un centimètre de la pointe, pour que l'on pût toujours savoir à quelle profondeur exacte se trouve l'extrémité de l'aiguille ; la coudure sert d'index à la condition que l'opérateur l'ait toujours sous les yeux, c'est-à-dire pourvu qu'il n'enfonce pas l'aiguille dans les téguments au delà de cette coudure : or, en supprimant l'index, on peut fabriquer des aiguilles à meilleur compte et leur donner une finesse beaucoup plus grande ;

2° L'introduction de l'aiguille est incomparablement plus facile lorsqu'elle est coudée que lorsqu'elle est droite ; cette coudure rend relativement aisée l'opération dans certaines régions (narines, partie inférieure du menton, etc.) où sans cet artifice elle devient pénible pour l'opérateur ; elle permet en outre de tenir la main plus près de la surface des téguments, et de l'appuyer avec beaucoup plus de solidité, ce qui donne une précision incomparable de mouvements.

C'est vers la fin de 1888 que nous avons eu l'idée de cette petite modification. Nous en avons parlé pour la première fois dans la première édition de notre ouvrage sur le *Traitement des maladies de la peau* (Paris, 1890). Si nous insistons sur ces dates, c'est que plusieurs auteurs ont cru dans ces derniers temps pouvoir revendiquer la paternité des aiguilles coudées. Nous croyons être le premier qui les ait fait connaître. (Voir pour d'autres détails notre communication du 3 avril 1891 à la Société de dermatologie.)

Appareil grossissant. — Quand on a le malheur d'être myope on est tout à fait apte à détruire les poils par l'électrolyse ; car en regardant de près, à la distance focale voulue, on voit tous les détails avec la dernière précision. Il est donc parfaitement inutile dans ces cas de se servir d'appareil grossissant. Quand on n'a pas une bonne acuité visuelle et qu'on n'est pas myope, il vaut mieux ne pas entreprendre ce genre d'opérations. Si l'on est forcé de le faire quand même, nous conseillons l'emploi d'un appareil analogue à celui que préconise

M. le Dr Bergonié, et qui consiste en une loupe à distance focale de 10 centimètres environ, fixée sur une monture s'adaptant à la tête de l'opérateur comme une paire de lunettes. On pourrait aussi se servir de la loupe d'horloger que l'on maintient en place par la contraction du sourcil ; mais il faut en avoir une grande habitude, sinon la fatigue qu'on en éprouve est extrême.

Manuel opératoire. — Avant de commencer à traiter un sujet il est toujours bon de lui faire connaître le principe de l'opération. Il est honnête de lui en exposer les avantages et les inconvénients (voir plus loin), pour qu'il ne s'engage pas à la légère dans une série d'interventions qui peuvent être parfois des plus longues et des plus coûteuses. Il faut en outre étudier les poils ou les duvets que l'on doit détruire, se rendre compte de leur grosseur, de leur profondeur, de leur nombre approximatif, et de la sensibilité de la peau du sujet. Il est même bon de faire tout d'abord ce que nous appelons une séance d'épreuve, dans laquelle on ne détruit que quelques poils çà et là disséminés dans les régions à opérer, afin que la patiente sache exactement ce qu'est le traitement avant de se décider définitivement à l'entreprendre, afin aussi d'apprécier : 1° à peu près la dose d'électricité nécessaire pour détruire les poils, dose qui varie suivant leur volume et leur profondeur, suivant la qualité des téguments, suivant les régions ; 2° le mode de réaction de la peau sous l'influence de l'électricité ; 3° la façon dont se fera la cicatrisation consécutive.

La malade doit être commodément assise dans un fauteuil, la tête solidement appuyée. Pour épiler les jambes et les cuisses, nous nous servons du fauteuil-spéculum à allonge de Dupont, transformé en lit à opération : le sujet y est couché, la tête soutenue par des coussins ; nous nous asseyons sur une chaise au niveau de la région à opérer, et nous nous trouvons ainsi exactement à la hauteur voulue. Quand il s'agit d'épiler un avant-bras nous le faisons appuyer sur une table.

Nous opérons maintenant toujours seul. Nous préparons la machine ; nous mettons le collecteur sur le chiffre d'éléments qui d'après notre expérience antérieure de la malade correspond à la force du courant que nous voulons employer : cette force du courant, pour les opérateurs novices, doit être appréciée au galvanomètre ; on devra donc, si l'on n'a personne pour surveiller cet instrument, disposer la machine de telle façon que l'on puisse l'observer. Quand on opère un sujet pour la première fois, on doit commencer avec des courants extrêmement faibles, d'un demi-milliampère à peine, puis on en augmente rapidement l'intensité dès que l'on voit qu'il supporte fort bien la douleur ou qu'il n'a plus d'appréhension.

C'est la malade elle-même qui dans notre procédé doit faire passer le courant. Pour cela nous lui mettons sur les genoux une épaisse serviette, et sur cette serviette nous plaçons le pôle positif formé par une poignée métallique recouverte de peau de chamois et imbibée d'eau salée. Il est bon que la serviette elle-même repose sur de la soie, pour que l'isolement du pôle positif soit complet. Quand nous avons introduit notre aiguille dans un bulbe pileux (voir ci-dessous), nous disons à la malade de prendre le cylindre. Pour cela elle pose d'abord le bout d'un doigt sur ce cylindre, puis elle ajoute successivement un autre doigt, et, quand elle les a placés tous les cinq, elle le saisit doucement et finit par le serrer dans la main avec plus ou moins de force, suivant le degré d'intensité que l'on veut donner au courant. Pour les personnes pusillanimes on peut se contenter d'une simple plaque métallique recouverte de peau de chamois placée sur la serviette, et sur laquelle elles posent successivement une région dé plus en plus grande des doigts et de la main. En relisant avec attention les travaux de Michel (de Saint-Louis), l'inventeur de la destruction des poils par l'électrolyse, nous n'avons pas été médiocrement surpris de voir que c'est ainsi qu'il recommande de procéder.

Quand on juge que le poil est suffisamment détruit, on dit à la malade de lâcher la poignée et de ne plus toucher la serviette avec la main ; immédiatement le courant cesse de passer sans que le sujet ait éprouvé la moindre secousse, la moindre douleur ; puis, et alors seulement, on retire l'aiguille.

Cette manière d'opérer exige une instruction préalable de la malade, mais elle se met toujours très vite au courant. Comme elle est intéressée à peu souffrir, elle prend la poignée très progressivement, avec les plus grandes précautions : elle fait ainsi passer des doses d'électricité de plus en plus fortes, et elle arrive bien vite à le faire sans se donner de secousses. On n'a donc pas besoin d'un aide pour tourner le collecteur et le remettre au zéro, manœuvre qui donne d'ailleurs fort souvent des secousses douloureuses au patient. Nous savons bien que M. Trouvé a proposé dans ces derniers temps, pour obvier à cet inconvénient, l'emploi d'une fort ingénieuse bascule rhéostatique (voir *Journal de médecine de Paris*, 24 janvier 1897, p. 39) que l'opérateur ou l'opérée font mouvoir, grâce à une petite pédale. Mais cet appareil quelque peu compliqué nous paraît être parfaitement inutile avec notre procédé, qui a en outre cet inappréciable avantage de permettre à la malade de faire passer le courant électrique avec une intensité proportionnée aux sensations qu'elle perçoit, sensations qui varient suivant les régions, et souvent, dans une même région, suivant les poils. Elle peut, si elle est courageuse et si elle veut que la destruction se fasse vite, saisir d'emblée la poignée avec énergie et faire ainsi passer le courant avec toute son intensité ; elle peut au contraire, si elle est pusillanime, ou si à un moment donné la souffrance est trop grande, ne mettre que le bout d'un doigt sur la poignée et ne prendre que des doses faibles d'électricité. Cette manière de procéder nous paraît donc réaliser la simplicité la plus absolue, et en même temps la plus grande commodité. Depuis plus de neuf ans que nous l'employons, nous avons toujours vu nos patientes l'accepter avec plaisir, l'appliquer avec discernement, et la préférer aux autres méthodes quand elles avaient déjà été traitées par d'autres personnes avant de venir nous voir.

Si l'on fixe le pôle positif sur les téguments avec un lien, de façon à ce qu'il reste pendant toute la durée de la séance en contact avec les tissus, il faut se servir de la bascule rhéostatique de Trouvé, car on ne doit jamais introduire l'aiguille dans un follicule pileux pendant que le courant passe. La plupart des médecins opèrent ainsi ; et nous ne craignons pas de dire qu'ils opèrent mal. L'aiguille armée d'électricité cause une douleur des plus vives quand elle arrive en contact avec les téguments, surtout si l'on tâtonne un peu pour essayer de l'introduire le long du poil ; elle pénètre dans les tissus comme dans du beurre, et l'on ne peut apprécier si elle est oui ou non exactement dans le follicule pileux. Or c'est là la condition essentielle de la bonne réussite de l'opération, ainsi que nous allons l'expliquer. Le courant ne doit passer que lorsqu'on est sûr que la pointe de l'aiguille est bien dans le follicule, et, à ce moment précis, dès que le courant est établi, on peut l'enfoncer jusqu'au bulbe. Ces conditions sont exactement remplies par le procédé que nous venons d'indiquer.

Le point vraiment délicat est l'introduction de l'aiguille. Pour que l'opération soit efficace, il faut que la papille pileuse soit décomposée. Si l'aiguille est directement en contact avec elle, on doit, pour arriver à ce résultat, faire passer le courant bien moins de temps, et par suite on détruit bien moins de tissu cutané que si la pointe de l'aiguille a dévié.

Il faut donc théoriquement que l'extrémité de l'aiguille soit en contact direct avec la papille pileuse ; on a ainsi les avantages suivants : 1° l'opération dure le minimum de temps possible avec un courant d'intensité donnée ; et par suite on peut dans le même laps de temps opérer un bien plus grand nombre de poils ; 2° la malade a un minimum de souffrance, puisqu'on détruit le moins possible de tissus ; 3° il y a pour la même raison un minimum de cicatrices consécutives et une bien plus grande rapidité de guérison des piqûres.

Pour arriver à mettre exactement la pointe de l'aiguille en contact avec la papille du poil, il faut introduire cette aiguille le long du poil dans le follicule pileux ; on doit cathétériser en quelque sorte ce follicule. Pour le faire avec sûreté, on appuie solidement le petit doigt et l'annulaire sur les téguments de la malade : on a ainsi la main fixée. Le cylindre de l'aiguille est tenu entre le pouce et l'index ; le médius est allongé le long de la tige de l'aiguille qu'il soutient. Telle est la position idéale

de la main de l'opérateur. Rien n'est plus facile alors que d'introduire dans l'infundibulum pilaire l'extrémité de l'aiguille qui ne tremble
pas. Puis, dans un second temps, on pousse la pointe de l'aiguille à la
profondeur voulue pour qu'elle soit autant que possible en contact
avec la papille. Si elle n'est pas assez enfoncée, le poil peut être
décomposé au-dessus de la papille, mais la papille n'ayant pas été
détruite, il repousse. Si l'aiguille est enfoncée trop profondément, on détruit trop de tissus ; on peut même s'exposer à blesser des veines ou
des artérioles du tissu cellulaire sous-cutané, ce qui n'a d'ailleurs
qu'assez peu d'inconvénients. Il est donc nécessaire de connaître d'a-
vance la profondeur approximative du bulbe du poil que l'on opère, et
en se fixant soit sur l'arrêt, s'il y en a un sur l'aiguille, soit sur sa coudure,
on fait pénétrer la pointe à la profondeur voulue. Et, nous le répétons
encore, pour mettre l'aiguille autant que possible en contact avec la
papille pileuse, on la pousse bien parallèlement à la direction générale
du poil et tout contre lui. Pour pouvoir bien apprécier cette direction
générale, il vaut mieux n'agir que sur des poils qui ont au moins
quatre à cinq millimètres de longueur.

Or, quand l'aiguille n'est pas armée d'électricité, c'est-à-dire quand
la malade, suivant notre méthode, n'a la main ni sur la serviette, ni
surtout sur la poignée, on sent très bien si l'extrémité de l'instrument
est ou n'est pas dans le follicule pileux. Si elle y est, elle pénètre sans la
moindre difficulté ; si elle n'y est pas, au contraire, on éprouve au bout de
la pointe de l'aiguille une sensation de résistance des plus nettes, pourvu
que l'on tienne l'instrument avec souplesse et que la main ne soit pas
alourdie par un porte-aiguille trop pesant. Si donc l'aiguille ne semble pas pénétrer en quelque sorte toute seule dans les téguments,
c'est qu'elle est mal placée ; on doit alors la retirer et tâtonner jusqu'à
ce que l'on n'éprouve plus la moindre résistance.

Dès que l'aiguille est dans le follicule, on dit à l'opérée de faire
passer le courant, et, lorsqu'il est établi, on fait pénétrer dans un
second temps l'aiguille à la profondeur voulue pour que sa pointe soit
en contact avec la papille pileuse, puis on attend que la destruction
des tissus soit suffisante, et à ce moment, ainsi que nous l'avons indiqué plus haut, on dit à la malade de cesser de faire passer le courant,
puis on retire l'aiguille.

L'introduction de l'aiguille doit donc en réalité se faire en deux
temps. *1er temps:* on introduit l'aiguille non armée d'électricité dans le
follicule pileux ; *2e temps:* quand l'aiguille est bien nettement dans le
follicule, on établit le courant, et l'on fait pénétrer l'aiguille jusqu'à la
papille pileuse, en la dirigeant soigneusement dans le sens du che-
veu parallèlement à sa direction et tout contre lui.

Pour mesurer d'avance la profondeur approximative des bulbes
pileux, on arrache un poil saisi solidement entre les mors d'une pince

à son point d'émergence, et on le place le long de la partie terminale de l'aiguille. La pointe de l'aiguille doit dépasser approximativement la papille d'un millimètre.

Force du courant que l'on doit employer. — La force du courant que l'on doit employer pour détruire les poils varie suivant : 1° la grosseur du poil à détruire, 2° la région que l'on opère, 3° la résistance des téguments du sujet, 4° la résistance du sujet à la douleur.

1° Il est de toute évidence qu'il doit être nécessaire de faire passer un courant d'intensité donnée pendant beaucoup plus de temps pour détruire un poil volumineux que pour détruire un fin duvet. Quand le poil est volumineux, si l'opérée peut supporter la douleur (et d'ordinaire, quand le poil est très volumineux c'est qu'il a déjà subi divers traumatismes, et par suite les tissus périphériques ont une sensibilité quelque peu émoussée), il y a donc avantage à prendre un courant énergique pour aller plus vite et pouvoir arriver, dans un temps donné, à détruire un nombre acceptable de poils. Quand il s'agit au contraire de fins duvets, les téguments sont presque toujours plus sensibles et la malade ne supporte d'ordinaire qu'avec assez de difficulté des courants relativement intenses. Il y a même un certain avantage à ne pas les employer trop forts, même dans le cas où l'opérée les tolère comme douleur, car le duvet se détruit très vite, et, quand on se sert d'un courant énergique, il est extrêmement difficile de mesurer l'exacte dose d'électricité que l'on doit faire passer. Fort souvent on détruit trop, ce qui est un tort grave, car on s'expose ainsi à laisser des cicatrices, et l'on ne doit pas en avoir quand on enlève des duvets ; plus rarement on ne détruit pas assez, par crainte d'abîmer les téguments.

Il faut donc employer pour les duvets des courants de un à deux milliampères d'intensité. Pour les poils de grosseur et de profondeur moyennes on prendra des courants de 2 à 3 milliampères ; nous avons presque toujours vu des courants de 4 à 5 milliampères suffire pour détruire des poils fort volumineux quand on se conforme aux règles précises que nous avons posées.

2° Les diverses régions du corps ne supportent pas le courant électrolytique de la même manière, ce qui se comprend, puisque la peau n'a pas partout la même épaisseur et la même mobilité sur les plans sous-jacents ; elle se décompose d'ordinaire avec d'autant plus de rapidité qu'elle est plus fine. L'opérateur doit modifier l'intensité du courant suivant les modes de réaction qu'il observe.

3° Il en est de même suivant les individus. Chez certains sujets les téguments se décomposent avec une extrême rapidité : ce sont surtout des personnes à peau blanche, fine et sèche. Chez certains autres, au contraire, il faut employer des courants relativement intenses pour produire un effet utile, et il nous a semblé que c'était surtout chez des personnes à peau épaisse, un peu colorée et graisseuse, que s'observait cette particularité. Il faut donc, quand on commence à opérer un sujet donné, étudier minutieusement sa vulnérabilité individuelle à l'électrolyse et ne pas agir aveuglément de la même manière avec tout le monde, car on s'expose ainsi à détruire trop ou pas assez.

4° Mais si les téguments peuvent varier suivant les sujets dans leur degré de résistance à l'électricité, c'est surtout la manière dont la douleur est perçue qui diffère suivant les personnes. Il y en a qui peuvent à peine supporter des courants de un milliampère, d'autres au contraire tolèrent avec facilité des courants de 5, 6 milliampères et même davantage. C'est affaire d'énergie personnelle et de sensibilité cutanée.

D'ailleurs, et ce fait a été signalé par les premiers médecins qui se sont occupés de la destruction des poils, les diverses régions du corps tolèrent la douleur de manières bien différentes ; certes, ce n'est pas spécial à l'électrolyse, et tous ceux qui font de petites opérations sur la peau connaissent cette particularité ; mais il semble qu'avec l'électrolyse ces différences de sensibilité à la douleur suivant les régions soient encore bien plus marquées que lorsqu'on fait des scarifications ou de l'électro-cautérisation. La force du courant devra donc varier chez un même sujet suivant les régions opérées. Nous traiterons plus à fond ce point particulier quand nous parlerons de l'anesthésie locale.

TEMPS PENDANT LEQUEL IL FAUT FAIRE PASSER LE COURANT. — Le temps pendant lequel il faut faire passer le courant doit être théoriquement celui qui est strictement nécessaire pour que la papille pileuse soit décomposée. Il varie suivant : 1° la force du courant que l'on emploie ; 2° la grosseur et la profondeur du poil à détruire ; 3° la résistance des tissus à l'action de l'électricité, et par suite suivant le sujet et suivant la région opérée chez un même sujet. Les détails dans lesquels nous venons d'entrer nous dispensent d'insister plus longtemps.

Il est donc bien difficile de poser des règles précises pour indiquer le temps pendant lequel doit passer un courant d'intensité donnée pour détruire un poil de grosseur donnée. L'appréciation du moment exact où la papille est décomposée est surtout une affaire d'habitude, et un opérateur quelque peu exercé ne s'y trompe guère en observant les modifications des tissus qui ont lieu autour de l'aiguille.

On a proposé de saisir le poil avec une pince et d'exercer sur lui une fort légère traction pendant que le courant passe ; il semble que, dès que la papille est détruite, le poil doive se détacher. C'est théoriquement exact, et il nous arrive parfois, dans des cas où nous n'avons qu'un ou deux poils à enlever, d'opérer ainsi. Mais il y a deux écueils à éviter : 1° si l'on exerce des tractions un peu trop fortes sur le poil, on peut le détacher avant la destruction complète de la papille et il y a récidive ; 2° si l'on n'exerce que des tractions insignifiantes, on fait passer d'ordinaire le courant un peu plus longtemps qu'il n'est vraiment utile, et par suite on détruit un peu trop de tissus, comme nous l'expliquerons plus loin. En outre, la manœuvre qui consiste à exercer pendant toute la durée d'une séance des tractions légères sur un poil avec une pince tenue de la main gauche, est une manœuvre tout particulièrement fatigante pour l'opérateur.

Quelques auteurs conseillent d'interrompre le courant dès qu'il se dégage de la mousse autour de l'aiguille. Or ce phénomène n'est pas constant, quoiqu'il se produise presque toujours ; d'ordinaire, au moment précis où il commence à se montrer, le poil n'est pas encore totalement détruit, de telle sorte que, si l'on cesse de faire passer l'électricité dès que la mousse apparaît, l'opération est inefficace.

Voici les quelques règles que nous croyons devoir formuler pour ceux qui sont encore novices ; au bout d'un certain nombre d'interventions on n'a plus besoin de s'y conformer, et, comme nous l'avons dit plus haut, on sait presque toujours apprécier le moment précis où il faut cesser de faire passer le courant en regardant les phénomènes qui se produisent autour de l'aiguille :

S'il s'agit de poils volumineux placés en des points où de petites traces blanches sont négligeables, comme la partie inférieure du menton, on peut faire passer le courant jusqu'à ce qu'il se forme autour de l'aiguille un petit cercle d'un brun clair, symptôme des plus nets de la destruction des tissus, ou lorsqu'il y a déjà de dix à quinze secondes que la mousse a commencé à apparaître autour de l'aiguille avec un courant de 4 à 5 milliampères. Au bout de 5 à 10 minutes on tâte le poil avec la pince : le plus souvent il vient sans résistance, ce qui est une preuve de sa destruction ; s'il résiste, on peut réintroduire l'aiguille dans le follicule, refaire passer le courant pendant quelques secondes, ce qui suffit largement dans pas mal de cas, ou bien remettre l'ablation définitive à une séance ultérieure, ce qui est préférable lorsque les téguments semblent être assez fortement désorganisés autour du poil.

S'il s'agit de poils placés en des endroits assez visibles, tels que la partie supérieure du menton, les joues, il faut s'efforcer de ne pas laisser la moindre trace cicatricielle, et pour cela on ne se servira que de courants ayant au maximum 3 ou 4 milliampères d'intensité ; on cessera de les faire passer dès qu'on verra un halo jaune brunâtre se former autour de l'aiguille ; suivant la grosseur du poil et la résistance de la peau de la malade, un courant de 3 à 4 milliampères doit dans ces cas passer pendant 5 à 15 secondes.

S'il s'agit de poils assez fins, de duvets, et surtout s'ils sont placés en des régions fort douloureuses, délicates, à peau très fine, comme la lèvre supérieure par exemple, il faut ne prendre que des courants de 1 milliampère à 2 milliampères et demi d'intensité, et les faire passer pendant 4 à 5 secondes en moyenne ; on peut aller jusqu'à 10 ou 15 secondes si le courant n'est que de un milliampère et si le duvet est un peu gros. Nous avons parfois opéré des femmes peu courageuses ou à sensibilité fort développée, qui avaient des poils volumineux sur la lèvre, en faisant passer des courants d'à peine un demi-milliampère d'intensité pendant une ou deux minutes. On peut d'ailleurs toujours, dans les cas où l'on doute de soi, recourir aux tractions à la pince : mais à la lèvre supérieure il est bon d'exercer des tractions assez fortes pendant que le courant passe, pour ne pas avoir de cicatrices vicieuses.

En somme, on ne peut poser de règles précises. C'est à l'opérateur, à force d'habitude, de savoir pour ainsi dire machinalement le temps pendant lequel il doit laisser passer le courant, d'après l'intensité qu'il emploie, la grosseur du poil, la tolérance de la peau de la malade, et surtout d'après les phénomènes qui se passent autour de l'aiguille.

A QUEL MOMENT FAUT-IL ENLEVER LE POIL DÉTRUIT ? — Nous venons de dire que dans certains cas on peut, pendant que le courant passe, exercer sur le poil des tractions modérées avec la pince à épiler, afin d'apprécier le moment où il est radicalement détruit, et nous avons même ajouté que ce moyen en apparence fort précis était en réalité assez infidèle. L'expérience apprend que lorsqu'on a exactement détruit une papille pileuse, si l'on exerce sur le poil opéré des tractions faibles avec la pince à épiler, immédiatement après que l'on a cessé de faire passer le courant, le poil résiste. Si l'on attend alors pendant 5 ou 10 minutes, et si l'on tâte ensuite le poil, on voit qu'il vient avec la plus grande facilité. Il était détruit, et cependant il était encore adhérent. Par conséquent, il semble que pendant quelques instants après la suppression du courant il se produise des destructions tout autour de l'endroit où l'aiguille a été implantée : les alcalis dégagés autour du pôle négatif agissent sans doute encore un peu. Il faut donc ne *pas tout à fait assez détruire pour ne pas trop détruire*, et par suite on ne doit enlever les poils sur lesquels on a agi que quelques minutes après que le courant a cessé de passer. D'ordinaire nous opérons sans nous occuper d'ôter les poils ; dès que nous avons retiré l'aiguille d'un follicule pileux, nous l'introduisons dans un autre : l'opération en devient beaucoup plus rapide, et ce n'est qu'à la fin de la séance que nous nous occupons d'enlever les poils à la pince ; ils ont eu ainsi pour la plupart le temps de se détacher, et ils cèdent dès qu'on les saisit. S'il y en a quelques-uns qui résistent, nous recommandons à la malade de les ôter le soir même.

Autant que possible il ne faut pas laisser implantés dans les téguments les poils qui ont été touchés. Quand on le fait, ou bien ils ont été détruits, et ils deviennent souvent le centre d'une folliculite suppurée ; ou bien ils n'ont pas été détruits, et il est fort difficile les jours suivants d'introduire l'aiguille dans le follicule pileux pour essayer de les opérer de nouveau.

Résultats de l'opération. — Dès que le courant passe, on voit se produire autour de l'aiguille une teinte érythémateuse assez étendue. Quand l'aiguille est mal placée, et surtout quand elle est directement implantée dans le derme, cette teinte érythémateuse est remplacée par une teinte d'un blanc mat : ce phénomène nous semble indiquer pour ainsi dire à coup sûr qu'il y a eu une faute de technique. Au bout d'un laps de temps variable, quelquefois presque tout de suite, en particulier quand on emploie des courants intenses, apparaît autour de l'aiguille une sorte d'écume blanchâtre qui sort comme en bouillonnant des tissus. Ce phénomène est dû au dégagement d'hydrogène autour de l'aiguille négative et à l'effet des bases caustiques qui désorganisent les téguments. Peu à peu, tout autour de l'aiguille se forme une zone minuscule d'un brun clair qui indique nettement que la destruction de toutes les parties voisines est effectuée. Lorsqu'on a retiré l'aiguille, il se développe au-dessus de cette zone une vésicule transparente qui jaunit et se trouble dès le soir même ou tout au moins dès le lendemain. En même temps la région opérée se tuméfie, et, si l'on détruit plusieurs poils voisins les uns des autres, il se produit presque immédiatement un empâtement général qui constitue une sorte de gros noyau induré.

Toutes ces lésions en apparence si considérables se modifient très vite, surtout si l'on a soin de prendre les quelques petites précautions que nous allons indiquer ; mais, alors même qu'on n'en prend aucune, elles disparaissent assez rapidement. L'infiltration des tissus ne dure que quelques heures. Les petites vésicules que nous avons décrites se dessèchent au bout de 2 à 3 jours et forment des lésions rappelant de loin de légers éléments acnéiques : les croûtelles consécutives tombent, suivant la largeur et la profondeur des destructions, au bout de 5 à 10 jours. Il n'y a plus alors que des traces rouges, souvent un peu déprimées, qui disparaissent peu à peu totalement et qui laissent après elles des points blanchâtres. Quand on n'a eu affaire qu'à des duvets et que l'on n'a pas fait passer trop d'électricité, les suites de l'opération sont encore plus simples, et au bout de 2 à 4 jours les derniers vestiges ont disparu.

Phénomènes douloureux causés par l'opération. — La destruction des poils par l'électrolyse s'accompagne toujours d'une certaine douleur, surtout lorsque l'aiguille a été mal placée ; et c'est pour cela qu'il y a des opérateurs qui font souffrir les malades beaucoup plus que d'autres : d'ailleurs elle est douloureuse alors même qu'elle est pratiquée d'une manière impeccable.

Les sensations douloureuses sont causées :

1° Par l'introduction de l'aiguille non armée d'électricité, douleur négligeable si l'aiguille est bien introduite dans l'infundibulum pilaire, douleur de piqûre assez vive au contraire si elle est introduite dans le derme à côté de l'infundibulum ;

2° Par le passage du courant. Il y a plusieurs cas à distinguer : a) si l'on introduit l'aiguille armée d'électricité (voir plus haut) la douleur est vraiment forte : elle se compose du choc électrique et d'une vive sensation de brûlure ; si l'opérateur a le malheur de tâtonner pour mettre l'aiguille, les sensations douloureuses peuvent être très difficiles à supporter ; b) si l'on fait passer le courant avec toute son intensité d'un seul coup, dès que l'aiguille est en place, la douleur est encore violente et composée des deux éléments que nous venons de signaler ; c) si l'on ne fait passer le courant qu'assez graduellement d'après la méthode que nous avons exposée, on supprime le choc électrique du début, et la douleur causée par la décomposition des tissus ne s'établit que graduellement ; elle est donc beaucoup plus supportable. D'ailleurs cette douleur diminue assez rapidement à mesure que le courant passe, et quand on a besoin de faire repasser le courant une seconde fois parce que le poil n'a pas été suffisamment détruit, le malade ne souffre pour ainsi dire pas ;

3° Par l'interruption du courant. Si on retire l'aiguille avant d'avoir interrompu le courant, la malade ressent une secousse ; parfois même elle voit un éclair : en tout cas la sensation éprouvée est assez pénible ; dans certaines circonstances elle paraît intolérable à l'opérée. Si au contraire, en suivant notre méthode, on lui fait lâcher le pôle positif avant de retirer l'aiguille, elle n'éprouve aucune sensation douloureuse.

Nous venons de parler de piqûres (introduction de l'aiguille), de brulûres (destruction des tissus), de chocs électriques et de secousses ; telle est d'ordinaire la nature des sensations éprouvées par la patiente. Parfois cependant ce sont des cuissons, des déchirements, des éclatements ; il lui semble qu'on fait pénétrer dans les téguments un instrument énorme et qu'on les fait éclater ; dans quelques cas, au cou en particulier, elle éprouve des irradiations douloureuses dans toute une moitié de l'extrémité supérieure du corps ; quand on opère vers les yeux, elle peut avoir des phosphènes ; quand on opère aux lèvres ou au menton, elle accuse parfois un goût métallique dans la bouche, et un agacement particulier du système dentaire. Nous avons vu la figure de certaines malades ruisseler de sueur, d'autres éprouver des frissonnements de la peau qui allaient jusqu'au chatouillement. Il y en a qui arrivent à avoir après une séance prolongée un peu d'ivresse et d'hébétude, de la fatigue et de la lourdeur de tête. Il est fort rare que l'opération laisse après elle des céphalées ; il est fréquent au contraire de voir des personnes arriver avec des névralgies ou de la migraine et s'en aller soulagées.

Comme autre effet assez constant de l'électrolyse sur la santé générale, nous devons signaler une certaine tendance à l'amaigrissement chez les sujets qui subissent un traitement très prolongé.

Voici, d'une manière aussi sommaire que possible, quel est le degré habituel de sensibilité à l'électrolyse des diverses régions du corps.

Les régions de beaucoup les plus douloureuses sont la partie médiane de la lèvre supérieure et surtout la partie la plus voisine de la sous-cloison, le pourtour des paupières et surtout la paupière inférieure, chez quelques personnes le cou.

Puis viennent la lèvre inférieure qui est parfois aussi sensible que la lèvre supérieure, les parties latérales de la lèvre supérieure, le nez, le bout des seins, et chez quelques personnes les seins, la poitrine, le front et l'espace intersourcilier.

Dans une troisième catégorie nous rangerons les parties médianes et un peu antérieures des joues, le coin des lèvres, la partie médiane du menton, le pourtour des oreilles, les régions sus et sous-hyoïdiennes du cou, les seins, la poitrine chez la plupart des personnes.

Dans une quatrième catégorie se trouvent les parties latérales des joues, les bras, les avant-bras, les jambes et les cuisses.

Dans une cinquième et dernière catégorie les parties latérales du menton, et le milieu de la poitrine entre les deux seins. Dès que l'on empiète sur les seins la douleur est beaucoup plus vive.

D'ailleurs cette table de sensibilité est très relative ; elle varie considérablement selon les personnes ; elle se modifie par les opérations elles-mêmes. Quand une région a déjà été touchée plusieurs fois, elle devient de moins en moins sensible, et l'on peut employer des doses d'électricité de plus en plus considérables de manière à détruire beaucoup plus de poils en un temps donné.

Quand, dans le cours d'un traitement de vastes hypertrichoses, nous devons changer de région et en opérer une qui n'a jamais encore subi l'action de l'électrolyse, nous avons l'habitude de détruire un ou deux jours d'avance quelques poils isolés pris çà et là dans cette nouvelle zone, pour habituer en quelque sorte les tissus.

De l'anesthésie locale. — Nous avons essayé beaucoup de procédés pour obtenir l'insensibilisation de la peau ; aucun ne nous a pleinement satisfait. Le moyen le plus efficace consiste bien évidemment à faire, d'après le procédé préconisé par le Dr Dubreuilh, des injections dans les tissus d'une solution de cocaïne au centième ; cette pratique est acceptable quand il s'agit de détruire quelques poils ; mais on peut dans ce cas n'opérer qu'avec des courants extrêmement faibles, car on n'a pas besoin d'aller vite, et dès lors la douleur de l'électrolyse n'est pas sensiblement plus forte que celle de la piqûre de cocaïne.

La cocaïne deviendrait au contraire fort utile quand il s'agit de nom-

breux poils à détruire sur une vaste surface, car il importe dans ce cas d'agir aussi rapidement que possible ; mais alors on doit redouter des accidents d'intoxication cocaïnique qui sont toujours possibles quand on fait des injections multiples, et qui sont, sinon graves pour la malade, tout au moins fort ennuyeux pour le médecin. Quand des sujets réclament l'emploi de ce moyen, nous refusons toujours de les opérer dans notre cabinet : nous ne voulons nous servir de cocaïne que chez eux.

Quant aux frictions avec les pommades cocaïnées, mentholées, gaïacolées, elles ne produisent presque aucun effet utile. Les moins inertes nous ont paru être les pommades au gaïacol au dixième, avec lesquelles on fait des onctions une demi-heure, un quart d'heure, deux minutes avant l'opération, mais leur odeur est tellement désagréable que la plupart des sujets renoncent à leur emploi.

Quand nous avons à opérer les membres supérieurs ou les membres inférieurs, nous nous servons d'un appareil automatique au chloréthyle que nous avons fait construire par le Dr Bengué et que nous pouvons faire fonctionner, c'est-à-dire ouvrir ou fermer, d'une seule main. Le membre à épiler étant posé sur une table ou sur un lit, nous manœuvrons le chloréthyle de la main gauche, dirigeant le jet sur le poil visé, et nous introduisons l'aiguille de la main droite dès que l'anesthésie locale est faite ; pendant que le courant passe, nous dirigeons le jet de chloréthyle sur le follicule pileux suivant. Nous avons pu ainsi détruire avec rapidité de gros poils volumineux des membres inférieurs, et en enlever jusqu'à 150 en trois quarts d'heure. Ce procédé, que nous n'avons encore fait connaître que dans nos conférences cliniques, est vraiment pratique pour les membres. Il l'est beaucoup moins pour la figure ; en effet, pour bien opérer cette région, il faut, comme nous l'avons déjà indiqué, avoir les deux mains libres. En outre, les pulvérisations de chloréthyle sont très désagréables à la face ; souvent même elles provoquent des suffocations. Le chloréthyle produit chez certaines personnes des rougeurs et des phlycténisations des téguments avec pigmentations consécutives lentes à disparaître, qui n'ont que peu d'importance aux membres, mais qui en ont énormément au visage.

Nombre de poils que l'on peut détruire en une séance. — Nous venons de dire que nous avons pu arriver à détruire sur les membres jusqu'à 150 poils assez volumineux en trois quarts d'heure, soit 45 minutes. Chez des malades très courageuses nous avons pu, à la figure, enlever dans le même laps de temps jusqu'à 180 duvets ou 140 poils assez fins et moyens. Cela peut être considéré comme un maximum.

D'ordinaire, dans des régions modérément douloureuses, on peut détruire en 20 à 25 minutes de 30 à 45 gros poils, de 35 à 60 poils moyens et fins, et de 50 à 90 duvets, suivant la tolérance de la malade et l'intensité du courant employé.

Dans les régions fort douloureuses ou quand il s'agit de malades pusillanimes, on peut être obligé de mettre plusieurs minutes pour détruire un gros poil, parfois même une minute pour détruire un duvet.

Quand on a l'habitude de l'électrolyse, quand la malade est courageuse, et qu'on emploie le procédé opératoire que nous avons décrit, on peut arriver facilement à détruire par minute 2 à 3 gros poils, 4 ou 5 poils moyens, ou 5 à 6 duvets. Mais, quand on opère avec cette rapidité, on se fatigue et on fatigue la malade beaucoup plus vite que lorsqu'on opère lentement, et il ne faut pas croire que pendant les 20 ou 25 minutes d'une séance ordinaire on puisse obtenir ces résultats : ils constituent un maximum qu'il est possible d'atteindre par instants, mais non une moyenne. Avec la méthode lente, on peut opérer pendant 2 ou 3 heures de suite en se reposant toutes les 50 minutes pendant quelques instants. Avec la méthode rapide on est d'ordinaire obligé de se reposer toutes les 25 minutes, ou bien l'on est épuisé au bout de 35 à 45 minutes ; c'est fort beau de pouvoir résister pendant une heure ou une heure et demie.

La durée moyenne de ce que nous appelons une séance simple étant de 20 à 25 minutes, celle d'une séance double étant de 45 à 50 minutes, on peut faire à une malade au maximum, dans une journée, de 3 à 4 séances simples ou deux séances doubles, ou une séance double et une séance simple.

Il nous paraîtrait imprudent d'en faire davantage lorsque les malades doivent subir un long traitement : nous avons l'habitude dans ce cas de ne leur faire qu'une séance simple ou une séance double par jour. Il est entendu qu'il faut pour cela que les régions pileuses soient suffisamment étendues : on ne doit jamais en effet, sous aucun prétexte, détruire dans une même journée ou dans deux journées consécutives deux poils trop voisins l'un de l'autre, sinon on s'exposerait à avoir des cicatrices vicieuses.

Accidents de l'opération. — Les accidents consécutifs à l'opération de la destruction des poils par l'électrolyse peuvent être divisés en deux catégories : 1° les accidents immédiats ; 2° les cicatrices consécutives.

1° *Accidents immédiats.* — Ils sont fort rares et de minime importance.

On observe parfois des hémorrhagies quand on n'a pas fait passer suffisamment le courant, ou bien quand on a enfoncé trop profondément l'aiguille et qu'on a blessé quelque gros vaisseau du tissu cellulaire sous-cutané. Dans ce cas, dès que l'on retire l'aiguille, on voit sourdre une ou plusieurs gouttelettes de sang : on ne doit pas s'en inquiéter ; il suffit de pratiquer avec un petit tampon d'ouate hydrophile aseptique une compression de quelques instants pour que tout s'arrête. Parfois l'hémorrhagie se fait dans le tissu cellulaire souscutané : les téguments prennent alors une teinte violacée ecchymotique qui effraie beaucoup les malades, mais qui ne tarde pas à disparaître spontanément au bout de deux ou trois jours.

Quand on se sert d'un courant trop intense, ou bien quand on le laisse passer pendant trop de temps, ou bien enfin quand on opère des poils trop voisins les uns des autres, on peut produire une mortification trop considérable des tissus ; ils deviennent dans ce cas, sur une assez vaste étendue, d'une teinte d'un jaune brunâtre de fort mauvais augure. Il faut tout de suite suspendre toute opération en cette région, la toucher immédiatement et à plusieurs reprises dans la journée avec de l'alcool camphré, et ouvrir avec une aiguille flambée les vésicules qui peuvent se former à ce niveau.

2° *Cicatrices consécutives.* — Nous avons déjà posé comme règle absolue que l'on ne doit jamais opérer dans une même séance ou dans des séances trop rapprochées deux poils assez voisins l'un de l'autre pour que les zones de destruction arrivent à être tangentes. Quand cet accident se produit, quand surtout il y a plus de deux zones de destruction qui se réunissent, on doit redouter la formation de cicatrices vicieuses et indélébiles, souvent de véritables kéloïdes.

Sur nos premières opérées (voir notre travail de 1888) nous avons observé de semblables accidents, et ces résultats nous ont tellement navré que depuis lors nous avons toujours résisté aux supplications de nos clientes qui nous demandent souvent, pour ne pas revenir, d'enlever en une ou deux séances des touffes de poils rapprochés les uns des autres.

Si l'on s'en tient rigoureusement aux préceptes que nous avons formulés, les traces éloignées des opérations électrolytiques seront parfaitement nulles quand il s'agira de duvets ou de poils très fins ; elles consisteront en de fines taches blanches que l'on ne peut guère voir qu'en tendant fortement la peau après la destruction de poils moyens, en taches blanches assez nettes, parfois en petites dépressions cupuliformes assez analogues à l'impression que ferait une tête d'épingle sur de la cire molle après la destruction de poils volumineux. Nous n'avons pas à insister ici de nouveau sur la nécessité absolue qu'il y a à bien placer l'aiguille pour avoir un minimum de cicatrice. Si l'aiguille est implantée dans le derme à côté du poil, si elle est trop profondément enfoncée, le cylindre de mortification des tissus nécessaire pour arriver à la destruction de la papille sera incomparablement plus volumineux que si l'aiguille est correctement mise. On n'a qu'à faire un schème de la destruction des poils pour comprendre toute l'importance de ce précepte au point de vue des cicatrices ultérieures. Si l'on calcule le volume des deux cylindres de destruction, leur rapport est approximativement de 15 à 6.

Quand on a épilé en une région donnée d'énormes quantités de gros poils, comme cela arrive chez les femmes pourvues d'une barbe véritable semblable à celle de l'homme adulte, il arrive que les téguments, tout d'abord épaissis et indurés par les multiples inflammations causées par les piqûres, s'amincissent peu à peu, et au bout de plusieurs mois après la cessation totale des opérations, ils paraissent être comme atrophiés, parfois même comme ridés. Cependant ce résultat n'existe pas toujours, et nous avons pu enlever en totalité des barbes touffues à des jeunes filles sans qu'il persistât aucune trace visible. Néanmoins cette quasi-atrophie des téguments est fréquente chez les sujets qui ont subi en une région donnée de très nombreuses piqûres ; cela se comprend sans peine puisque la destruction de chaque poil s'accompagne de la destruction d'une certaine quantité des tissus périphériques. Il y a aussi à tenir compte de la disparition de toutes les racines pileuses qui farcissent les téguments et qui les épaississent par leur seule présence.

Chez des femmes très brunes atteintes d'une abondante hypertrichose du menton, nous avons observé, à la suite de très nombreuses opérations, une sorte de pigmentation brune analogue à du tatouage, tenant peut-être au pigment des poils détruits, et qui a fini par disparaître peu à peu au bout de plusieurs mois.

D'ailleurs les traces que laisse après elle l'électrolyse varient beaucoup suivant les sujets. Telle personne supportera merveilleusement bien l'action de l'électricité et n'aura plus aucun vestige de ses opérations après 8 ou 10 jours, telle autre aura des taches très persistantes rouges ou brunâtres, qui peu à peu finiront par devenir d'un blanc mat (voir pour plus de détails nos mémoires antérieurs). D'autres enfin verront se développer de petites indurations, parfois même de véritables kéloïdes : ces accidents s'observent surtout au niveau du rebord du maxillaire inférieur.

Lésions histologiques des tissus électrolysés. — Nous avons à plusieurs reprises examiné au microscope les poils sur lesquels nous avions fait agir l'électrolyse : il nous a été à peu près impossible de déterminer d'une manière précise les lésions qu'ils avaient subies de par l'opération. Ils viennent presque toujours avec les gaines de leur racine. Plus rarement leur bulbe a été embroché par l'aiguille, puis décomposé : on ne peut en retirer qu'une partie ; il reste dans le derme des détritus informes plus ou moins colorés qui peu à peu, parfois après de longs mois, finissent par poindre à la surface des téguments et par s'éliminer.

Il faut, pour arriver à étudier les altérations que l'électrolyse provoque dans les tissus, pratiquer des biopsies, et jamais nous n'avons eu l'occasion de le faire. Cette lacune a heureusement été comblée par le professeur S. Giovannini, fort connu par ses savantes recherches sur les lésions produites par l'épilation, sur la régénération des poils après l'épilation, et qui a étudié dans un mémoire des plus remarquables et des plus complets toutes les altérations que l'électrolyse fait subir au follicule pileux, aux glandes sébacées annexes et aux tissus voisins. Nous renvoyons, pour tous ces détails, à ce travail vraiment magistral auquel sont annexées de nombreuses planches explicatives. (Ueber die durch die elektrolytische Epilation hervorgerufenen histologischen Veränderungen. *Archiv f. Dermat. und Syph.*, 1895, t. XXXII, p. 3.)

PROPORTION DES POILS RADICALEMENT DÉTRUITS PAR L'OPÉRATION ÉLECTROLYTIQUE. — Si tous les poils étaient directement implantés dans la peau, de telle manière que leur partie intra-dermique fît un angle droit parfait avec la surface des téguments, le nombre de poils radicalement détruits dans une première opération serait sûrement très élevé ; il n'y aurait en effet qu'à enfoncer perpendiculairement l'aiguille le long du poil pour atteindre la papille pileuse. Mais il n'en est pas toujours ainsi. Les poils sont souvent implantés obliquement, certains même n'ont pas un trajet intra-dermique parfaitement rectiligne. Il faut donc que l'aiguille soit manœuvrée d'une manière intelligente, et aille chercher la papille suivant la direction du poil, comme nous l'avons longuement expliqué plus haut. Si l'opérateur se pénètre bien de ce précepte fondamental, s'il sait varier la direction de son aiguille selon chaque poil, lui faire même au besoin décrire une petite courbe dans la peau, en un mot s'il *cathétérise* chaque follicule pileux, on peut évaluer à environ 8 ou 9 sur 10 opérés le nombre des poils qu'il aura définitivement détruits. Cette estimation est plutôt modeste. On trouvera relatée plus loin, dans les documents que nous avons annexés à ce travail, l'observation d'une jeune fille sur la poitrine de laquelle nous avons enlevé 204 poils dans une première série de séances : sur ces 204 poils, deux seulement ont repoussé ; soit 99 pour 100 radicalement détruits.

Il ne faut pas d'ailleurs, à notre sens, chercher par trop à ne pas avoir de récidives. On laisse ainsi passer un peu trop longtemps l'électricité, et on touche beaucoup moins de poils en un temps donné que lorsqu'on s'attache à ne faire passer que la quantité d'électricité strictement nécessaire pour décomposer la papille. En visant ce but idéal on a beaucoup plus de récidives, c'est vrai, mais, ainsi que nous l'avons expliqué dans notre travail de 1891, ces récidives sont largement compensées par la plus grande quantité de poils sur lesquels on agit dans un temps donné. Voici en effet le calcul que nous avons fait :

« Dans nos précédentes publications nous avons estimé à un sur dix environ le nombre de poils qui repoussent lorsque l'on opère sans se presser. On détruit alors, en une séance de 20 minutes environ, 30 poils volumineux ou bien 45 à 50 poils moyens et fins : c'est-à-dire qu'il repousse 3 ou 4 poils sur les 30 poils volumineux, 5 poils environ sur 45 poils moyens ou fins.

« Lorsque l'on emploie la méthode rapide, il en repousse environ deux sur dix, c'est-à-dire le double. Si nous estimons à 45 ou 50 le nombre de gros poils opérés dans une séance par ce procédé, on voit qu'il en repousse 10 environ, et qu'on n'en a en réalité détruit définitivement que 35 ; mais par la méthode lente on n'en a détruit définivement que 26. De même s'il s'agit de poils fins et courts on en opère environ de 65 à 70 par séance en employant la méthode rapide ; il en repousse de 12 à 14, et on n'en a donc détruit radicalement que 53 à 56. Mais par la méthode lente on n'en a détruit dans le même laps de temps qu'une quarantaine.

« La méthode dite rapide a donc un double avantage sur la méthode lente : elle permet de détruire beaucoup plus de poils dans un même laps de temps, et elle laisse en outre le minimum de cicatrices possible ; mais elle exige de la part de l'opérateur beaucoup d'habitude et de sûreté de main. » (Société de dermatologie, séance du 3 avril 1891.)

Les considérations qui précèdent permettent de comprendre combien il est nécessaire, avant d'entreprendre une série d'opérations électrolytiques, d'expliquer à la malade la méthode dans tous ses détails ; il faut lui répéter à plusieurs reprises que certains des poils touchés repousseront, et qu'elle ne doit nullement s'en préoccuper, car il suffira de les opérer une seconde fois pour les faire disparaître définitivement.

Si l'on ne prend pas ces précautions, elle aura de véritables crises de désespoir, et elle accusera la méthode d'impuissance lorsqu'elle verra repousser en assez grand nombre des poils sur lesquels aura agi l'électricité. Ces poils sont noirâtres, parfois déformés, irréguliers d'aspect ; ils portent souvent à leur extrémité une sorte de boule fortement pigmentée. On ne peut donc guère les confondre avec des poils de nouvelle venue. Dans quelques cas, le follicule a été en partie détruit, puis totalement oblitéré par du tissu cicatriciel ; le poil repousse, mais il est obligé de se creuser un trajet dans le derme, et on le voit à travers l'épiderme décrire des courbes sinueuses intradermiques ou sous-épidermiques.

Or, si l'on estime à trois ou quatre mille en moyenne le nombre de poils de première couche qu'il faut détruire sur tout un menton, en opérant par la méthode rapide il en repoussera au moins de 3 à 400 ; si l'on y ajoute les poils de deuxième couche (voir plus loin) qui se développent toujours avec rapidité, on voit que, peu de temps après une première série de séances, qui aura semblé tout détruire, la région se recouvrira d'une nouvelle couche de poils qui paraîtra tout aussi fournie que celle qui existait avant le début de l'opération. Il est donc tout naturel dans ce cas d'accuser l'électrolyse de n'avoir produit aucun effet utile. Il est parfois possible de démontrer à l'opérée l'efficacité du procédé en tendant la peau avec soin et en lui faisant remarquer que la surface des téguments est criblée de fines cicatricules blanches à peine perceptibles, vestiges de piqûres électrolytiques qui ont été efficaces, puisqu'elles ne présentent pas de poils à leur centre.

Nombre de poils a détruire dans une région donnée. — Il est très difficile d'apprécier le nombre de poils qu'il faut détruire dans une région donnée pour arriver à la rendre glabre. Ce chiffre varie dans des proportions réellement déconcertantes suivant les sujets. (Voir plus loin nos documents.)

Pour avoir un résultat définitif, il ne suffit point de détruire tous les poils volumineux visibles au début du traitement. Peu de temps après la terminaison de cette première série d'opérations, on voit les régions traitées se recouvrir d'une nouvelle couche de poils réguliers un peu plus fins que ceux que l'on a enlevés, à grosse racine pulpeuse assez profonde : ce ne sont nullement les poils primitifs qui auraient échappé à l'action de l'électricité. Comme nous venons de l'expliquer dans le paragraphe précédent, ces récidives sont réelles, mais elles n'entrent que pour une part assez faible dans la constitution de ce que nous avons appelé la deuxième couche. Aux endroits du corps qui sont le plus richement pourvus de poils, comme aux parties latérales du menton, on a à lutter contre trois, quatre et jusqu'à cinq couches successives de poils qui se développent ainsi. Nous croyons même être encore au-dessous de la vérité dans cette évaluation, quand il s'agit de certaines femmes à système pileux particulièrement exubérant. Chez certaines d'entre elles nous avons été obligé de poursuivre tous les trois ou quatre mois, pendant plusieurs années consécutives, le développement incessant de poils nouveaux ; et, après toute cette série de destructions, il y avait encore du duvet sur les régions opérées. Aux lèvres il n'y a guère en moyenne que deux ou trois couches ; il en est de même des joues. A la poitrine, aux seins et aux membres, on n'observe presque pas de repullulation des poils : quand l'opération a été bien conduite, c'est à peine si l'on a besoin d'y faire une deuxième série assez courte d'interventions pour obtenir une déglabration parfaite.

L'électrolyse fait-elle grossir le duvet des régions opérées quand on y détruit quelques poils volumineux ?

Question des plus importantes dans la pratique, car on est souvent consulté par des femmes qui veulent savoir si elles peuvent impunément se faire enlever quelques poils assez gros, développés au milieu d'une forêt de fins duvets. Il est fort difficile de répondre d'une manière catégorique, d'autant plus qu'il semble que tous les sujets ne réagissent pas de la même manière.

S'il s'agit de quelques poils développés à la lèvre supérieure, au menton ou à la poitrine, chez des femmes qui ont dépassé la trentaine, on peut, dans la majorité des cas, affirmer que leur destruction ne provoquera pas un développement exagéré de duvet. Cependant il n'est pas rare de voir revenir ces personnes au bout de quelques mois avec un certain nombre de poils nouvellement développés. Est-on alors en droit d'incriminer l'électrolyse et de croire que l'opération, grâce à l'inflammation des tissus qu'elle a causée, a provoqué le développement de ces nouveaux poils ? C'est à la rigueur possible, mais on ne peut d'un autre côté s'empêcher de penser que si l'on n'avait pas opéré, il se serait probablement développé quelques poils de plus, puisque chez ces sujets, même lorsqu'ils ne se livrent à aucune des manœuvres connues pour transformer les duvets en poils adultes, il survient peu à peu, à mesure qu'ils avancent en âge, des poils de plus en plus fournis au menton et à la lèvre supérieure.

S'il s'agit de poils assez nombreux développés au visage au milieu de forts duvets, chez une jeune femme, il faut être extrêmement réservé dans l'appréciation des effets de l'électrolyse sur le développement des poils nouveaux. Bien qu'il soit fort difficile d'évaluer exactement la part que peut avoir l'opération dans l'évolution ultérieure des duvets, il est certain que presque toujours, dans de pareils cas, dès qu'on a commencé à enlever les poils les plus gros, on en voit constamment d'autres prendre un volume plus considérable, et c'est une sorte d'engrenage dans lequel on est fatalement pris, et qui conduit insensiblement à la destruction totale ou presque totale du système pileux. Les duvets se seraient-ils transformés en poils adultes avec la même facilité si l'on n'avait pas opéré ? Nous en doutons fort pour notre part, et nous sommes tenté de croire que l'électrolyse accélère notablement dans ces cas cette transformation. Nous reconnaissons cependant que, chez certaines de nos malades, quelques opérations pratiquées avec discernement et modération n'ont pas entraîné de dégâts ultérieurs et ont réellement donné le résultat désiré ; mais il nous semble, d'après notre expérience personnelle, que c'est plutôt l'exception quand il s'agit de femmes très jeunes et à duvet abondant.

S'il s'agit de femmes jeunes ayant de nombreux poils adultes, il est certain que, de par l'opération de l'électrolyse qui débarrasse une région donnée de tous ses poils volumineux, il se développera sur cette région, dès qu'elle aura subi cette première série d'opérations, une nouvelle couche de poils qui ne se seraient pas développés sans

cela. Mais faut-il vraiment, dans ce cas, renoncer pour ce motif à l'électrolyse ? Nous ne le pensons pas. Tout le mal est fait au moment où
l'on commence les opérations. On est obligé de tout détruire, et l'on
sait que, pour arriver à un résultat convenable, il faut enlever non seulement tout ce qui est visible, mais encore les couches successives
qui se développeront.

CHAPITRE II

Critique des autres procédés employés.

Sans entrer dans de trop longs détails qui seraient parfaitement
oiseux, nous devons dire quelques mots des autres procédés qui sont
utilisés pour la destruction des poils par l'électrolyse.

AIGUILLES. — Quelques auteurs emploient des aiguilles d'or. Nous
les avons expérimentées : elles n'ont pas d'avantages marqués sur les
aiguilles en platine iridié. L'aiguille de beaucoup la plus utilisée en
France est l'équarrissoir d'horloger, qui a été d'abord préconisé par
G.-H. Fox, puis vulgarisé dans notre pays par le Dr Debedat. (Voir pour
plus de détails sur ce point la *Technique pratique de l'épilation par
l'électricité*, par Hayes, Bergonié et Debedat, p. 33 et suivantes.) On
abat les angles de l'équarrissoir sur une meule à l'émeri très fine, et on
en use l'extrémité de façon à la rendre mousse et arrondie ; puis on le
détrempe en le plongeant dans le plomb fondu et on en recourbe la partie
terminale à angle droit (aiguille du Dr Debedat). Ces aiguilles sont excel-
lentes ; mais les fines aiguilles en platine iridié que l'on fabrique à
Paris sont tout aussi bonnes, et comme elles sont pour ainsi dire
inusables, pour peu qu'on y fasse attention et qu'on les conserve dans
de l'ouate, on ne peut guère faire intervenir la question de prix comme
considération d'un grand poids. En outre, la coudure à angle droit
nous semble mauvaise ; elle est bien inférieure, comme commodité
pour l'introduction de l'aiguille, à la coudure à 45°. Le Dr Debedat
donne comme principal avantage de sa coudure à angle droit ce fait
qu'avec cette coudure, grâce à la flexibilité de son aiguille, on ne peut
appuyer sur les téguments pour la faire pénétrer, et que par suite on
est obligé de l'introduire bien exactement dans l'infundibulum pilaire,
ce qui n'arrive pas quand on se sert de l'aiguille droite, avec laquelle
on a une réelle puissance de pénétration. Tout cela est parfaitement
observé, mais ces considérations ne peuvent s'adresser qu'à des opérateurs inexpérimentés, peu soigneux, ou doués d'une sensibilité tactile médiocre. Ce sont en effet les sensations de plus ou moins de
résistance perçues à l'extrémité de l'aiguille qui doivent indiquer si
l'on est oui ou non dans l'infundibulum pilaire ; ajoutons d'ailleurs

qu'avec la coudure à 45° on n'a plus les inconvénients de rigidité de l'aiguille droite.

PORTE-AIGUILLE. — Tous les auteurs qui ont écrit sur la destruction des poils par l'électrolyse se servent de porte-aiguille ; ils emploient les modèles les plus divers ; on peut en décrire deux types principaux. 1er type : c'est une simple tige rigide, du volume d'un crayon ordinaire, permettant d'avoir l'aiguille bien en main ; 2e type : on annexe à cette tige un interrupteur du courant, de telle manière que l'opérateur, avec un simple mouvement du doigt, peut ouvrir ou fermer le courant ; avec ce dernier appareil, c'est donc l'opérateur qui règle le passage de l'électricité.

Ces instruments nous paraissent peu pratiques. Nous nous sommes déjà expliqué sur la délicatesse de toucher que doit avoir l'opérateur : il est certain que cette délicatesse est bien plus grande quand on ne fait intervenir dans les perceptions du tact que la pulpe des dernières phalanges de l'index et du pouce, et quand on emploie comme unique porte-aiguille le petit cylindre à facettes que nous avons décrit plus haut. La main est alourdie avec le porte-aiguille ordinaire : avec lui il est plus difficile de diriger l'aiguille en tous sens, et d'appuyer solidement la main sur la figure de l'opérée, précaution fort utile (voir plus haut) pour introduire avec sûreté l'aiguille dans l'infundibulum pilaire. Cette dernière objection n'a plus de valeur, nous le reconnaissons, si l'on emploie des porte-aiguille tels que l'on puisse tenir l'aiguille de court, les doigts à deux centimètres et demi de la pointe, de façon à pouvoir faire prendre à la main qui opère la position que nous avons recommandée (voir plus haut).

Quant aux porte-aiguille avec interrupteur du courant, nous les jugeons encore moins pratiques que les précédents. D'abord il ne nous semble pas bon, dans beaucoup de cas, de fermer et d'interrompre brusquement le courant, ce que l'on fait forcément avec ce modèle, et puis il nous paraît difficile d'exécuter cette manœuvre avec la main qui opère sans imprimer à l'aiguille certains mouvements qui nuisent à la précision de l'opération et qui peuvent être douloureux pour la malade. Quand on sait avec quelle minutie il faut tenir et surveiller l'aiguille, quand on sait combien le moindre petit mouvement de la main est suivi du déplacement de cette aiguille, on ne peut admettre l'emploi de ces appareils en apparence si pratiques.

ÉLECTRODE POSITIVE. — Peu d'auteurs se servent comme nous d'un cylindre ou d'une plaque recouverte de peau de chamois et sur laquelle la malade pose graduellement ou brusquement la main ou le pied pour faire passer le courant. (Quand les malades s'opèrent elles-mêmes, elles emploient en effet, pour avoir les deux mains libres, une large plaque en forme de semelle sur laquelle elles posent leur pied nu pour faire passer le courant ; pour l'interrompre elles n'ont qu'à soulever le pied.) La plupart des opérateurs font usage d'une large plaque qu'ils fixent à la nuque, ou d'un bracelet large de plusieurs centimètres qu'ils maintiennent au niveau du poignet. Ils ont ainsi, disent-ils, l'avantage de ne pas voir les malades lâcher le pôle positif en pleine opération. Nous ne saurions trop répéter que cet inconvénient nous paraît être tout à fait négligeable : il y a bien peu de malades qui lâchent l'électrode positive quand le courant passe ; quand elles l'ont fait une fois pendant une première séance, elles ne le font plus désormais, car elles comprennent très vite la manœuvre, et elles ont toujours un vif désir de bien faire. Ce qu'on peut leur reprocher avec notre méthode, c'est de ne pas serrer suffisamment la poignée pour tâcher de moins souffrir ; mais celles qui trichent ainsi sont toujours des pusillanimes qui ne supportent que fort difficilement la douleur, et qui ne permettent guère d'aller plus vite avec un autre procédé. Nous avons d'ailleurs suffisamment insisté plus haut sur les motifs qui nous ont fait adopter notre manière de faire.

Rhéostats. — Quand on fixe par un lien l'électrode positive au bras ou à la nuque du patient, pour ne pas opérer avec l'aiguille armée d'électricité, ce qu'on ne doit jamais faire, il faut ou bien avoir un aide qui tourne graduellement le collecteur de l'appareil jusqu'à ce que l'on soit arrivé à l'intensité électrique voulue, puis qui le remette au zéro, quand le poil est détruit, avant qu'on en retire l'aiguille, ou bien il faut se servir d'un rhéostat. Mais dans ce dernier cas on est obligé de faire manœuvrer ce nouvel instrument : c'est donc une complication de plus. Tout cela est évité par notre méthode.

Mode opératoire. — Il ressort de ce que nous venons de dire et de ce que nous avons longuement expliqué que nous rejetons complètement les procédés qui consistent à fixer sur le patient l'électrode négative et à opérer soit avec l'aiguille armée d'électricité, ce qui est fort commode pour l'opérateur, car l'aiguille entre alors dans les tissus comme dans du beurre, mais fort douloureux pour le malade, et dangereux au point de vue des récidives et des cicatrices vicieuses, soit avec le secours d'un tiers pour faire manœuvrer le collecteur de l'appareil, soit avec un rhéostat, soit avec un porte-aiguille à interrupteur.

Quelques auteurs (Piffard entre autres) ont proposé d'arracher d'abord le poil avec une pince à épiler, puis d'introduire l'aiguille dans le follicule pileux béant. Cette pratique, qui paraît tout d'abord faciliter l'introduction de l'aiguille, est tout à fait mauvaise. Elle ne permet pas en effet de savoir si le poil est détruit ou non par le courant, puisque nous n'avons pour cela qu'un seul critérium qui consiste à tâter le poil avec la pince à épiler, pour savoir s'il se détache ou non sans tractions.

Nous ne parlons même pas du procédé (Michelson) qui consiste à agir avec plusieurs aiguilles à la fois ; il nous paraît absolument impraticable, étant donné qu'il est nécessaire de cathétériser chaque follicule pileux.

Les auteurs recommandent d'enlever le poil opéré immédiatement après que l'on a cessé de faire passer le courant : c'est encore une mauvaise pratique, sur laquelle nous ne revenons pas. (Voir plus haut.)

Dans certaines publications on conseille d'agir avec des courants de 10, 12 et même 15 milliampères d'intensité ; nous ne saurions trop protester contre leur emploi : ils sont fort douloureux, inutiles quand on introduit bien l'aiguille, et dangereux au point de vue de la production ultérieure de cicatrices vicieuses. Quand on s'en sert, on doit opérer avec une rapidité et une sûreté de main extraordinaires. Il faut avoir l'œil constamment fixé sur l'aiguille, et, dès qu'on voit le cercle brun commencer à se former autour d'elle, il faut interrompre le courant. Nous croyons en outre qu'avec ces intensités on n'agit pas avec la même précision ; l'action de l'électricité se diffuse assez loin sur les tissus périphériques, comme le témoignent des sortes d'irradiations blanchâtres simulant des éclatements de tissus, que l'on voit parfois rayonner brusquement autour de l'aiguille. Avec des courants faibles on limite beaucoup mieux l'action de l'électricité à la papille pileuse et aux tissus situés dans son voisinage immédiat.

. La plupart des auteurs ne détruisent dans une même séance qu'un nombre de poils relativement minime. L'opération ne peut alors être considérée comme pratique si l'on a des barbes entières à enlever.

Beaucoup d'entre eux ne parlent que de courtes séances : nous ferons à ce sujet des réflexions identiques. Nous avons pu opérer, en prenant de temps en temps quelques minutes de repos, pendant trois heures consécutives. Quand le sujet s'y prête bien, quand il ne s'agit ni de régions difficiles comme le dessous du cou, ni de duvets très fins, il est possible d'épiler pendant cinquante minutes de suite sans trop de fatigue. Mais la vue se trouble très vite quand on détruit de fins duvets, et surtout des poils d'un blond pâle dont la teinte se confond avec celle de la peau. Il est dans ce cas fort difficile de voir leur point d'implantation ; on est obligé pour y arriver, ou bien de faire varier les incidences de lumière, ou bien d'imprimer au poil diverses directions avec la pointe de l'aiguille. Les brunes sont donc beaucoup plus faciles et beaucoup moins fatigantes à opérer que les blondes.

Les auteurs ont diversement évalué le chiffre des récidives. Nous croyons avoir suffisamment indiqué les limites entre lesquelles pouvait varier le nombre des poils qui repoussent lorsque l'opération a été bien faite. Köbner s'est sûrement trompé lorsqu'il a soutenu que 50 à 60 p. 100 des poils opérés repoussent.

. Quand une femme qui s'épile vient demander qu'on l'opère, il faut lui faire remarquer que les poils qu'elle a épilés le jour même pourront fort bien ne repousser que dans un laps de temps assez éloigné. La plupart d'entre elles s'imaginent en effet de fort bonne foi n'avoir que quelques poils peu nombreux qui repoussent incessamment et avec la plus grande rapidité. Elles sont très étonnées quand on leur annonce qu'il leur suffit d'en arracher tous les matins une dizaine pour en avoir de 300 à 500 à détruire : elles ne croient guère en avoir qu'une cinquantaine. Or, si elles ne sont pas prévenues de ce fait, elles regarderont comme des poils déjà opérés et manqués, des poils qu'elles auront arrachés il y a 10, 20, 30 jours, et qui repousseront naturellement.

Le Dr W. Dubreuilh a, dans ces derniers temps, donné le conseil, « une ou deux semaines avant de commencer l'épilation d'une région, « de faire couper tous les poils à quelques millimètres de longueur. « Il électrolyse uniquement ceux qui ont grandi et qui sont sûrement « vivants. Quant à ceux qui n'ont pas grandi, il sait qu'ils sont morts « (poils à bulbe plein, fort difficiles à opérer), et il se borne à les « arracher à la pince pour déblayer le terrain. Quelques semaines « après apparaît à leur place un jeune poil à extrémité conique qu'il « opère dans des conditions particulièrement avantageuses, car cha- « cun sait qu'un poil est d'autant plus facile à détruire par l'électro- « lyse qu'il est plus jeune. » — La remarque faite par M. le Dr Dubreuilh est parfaitement exacte et le conseil qu'il donne est excellent. Nous croyons qu'on doit le suivre quand il y a lieu. Malheureusement, son importance pratique est peu considérable. En effet, presque toutes les femmes atteintes d'hypertrichose s'épilent ou se rasent, et dès lors la pratique du savant dermatologiste de Bordeaux ne trouve plus son application. Quant à celles, bien peu nombreuses, qui ne touchent point à leurs poils, elles n'ont que du duvet, et comme on ne détruit guère dans ce cas que les plus longs et les plus volumineux, il est bien rare que l'on opère des poils à bulbe plein. Cela nous est arrivé, mais si rarement, que nous considérons ces opérations inutiles comme une quantité vraiment négligeable. Cependant nous reconnaissons que le cas peut se présenter, et depuis longtemps déjà nous avions l'habitude, chez les malades de la catégorie dont nous parlons, de tâter avant toute opération les poils à la pince à épiler, de façon à enlever tout d'abord ceux qui n'avaient pas une adhérence solide. La pratique de M. le Dr Dubreuilh est bien préférable, et nous recommandons de l'employer chez les personnes qui ne se servent pas de la pince à épiler, des épilatoires, des pilivores, du rasoir, des ciseaux, du flambage, et qui, laissant leurs duvets pousser librement, veulent les faire enlever en totalité par l'électricité. Il serait détestable, par contre, d'employer le procédé du Dr Dubreuilh chez des sujets atteints de duvets qui ne veulent faire enlever que les plus gros et les plus longs, car en les faisant tous couper indistinctement on s'exposerait à leur donner un plus grand développement.

MM. les Drs Hayes, Bergonié et Debedat insistent assez longuement sur les pansements que l'on doit faire après l'opération. Ils conseillent surtout la pommade à l'oxyde de zinc, ou les lavages à l'eau boriquée. Ils recommandent aussi de ne pas laisser les malades recouvrir leur visage après l'opération de voiles de couleur qui provoquent souvent des irritations cutanées. Tous ces préceptes sont bons à retenir ; mais il nous a paru que les applications d'alcool camphré étaient supérieures à tout autre topique ; nous les faisons faire deux ou trois fois par jour jusqu'à disparition des traces immédiates de l'opération. Nous recommandons avant tout de ne rien appliquer sur une région opérée qui nécessite ensuite des frictions ou des lavages minutieux, car la malade ne doit jamais arracher les croûtes formées au niveau des piqûres : il faut qu'elles tombent spontanément.

Les mêmes auteurs nous paraissent être dans la note vraie à propos des soins antiseptiques à prendre. Dans la grande majorité des cas nous nous bornons à avoir des aiguilles propres ; d'ordinaire nous les flambons quand il s'agit d'une nouvelle malade. Jamais nous n'avons eu le moindre accident chez celles qui ne présentaient pas déjà d'infection cutanée. Toutes les fois qu'il nous arrive de détruire un poil qui centre une pustule, nous flambons de nouveau notre aiguille, bien que nous ne soyons pas convaincu qu'elle soit vraiment dangereuse si on ne la désinfecte pas. (Voir dans la deuxième partie du présent mémoire ce que disent à cet égard les auteurs précédents.) Certes nous avons vu chez plusieurs de nos malades de véritables infections acnéiques se produire dans les zones opérées, mais nous avions eu toujours soin chez elles d'éviter de détruire des poils voisins des papulo-pustules d'acné, et nous ne pouvons pas croire qu'il y ait eu propagation par l'aiguille ; nous pensons bien plutôt qu'il y a eu infection secondaire des plaies par la malade elle-même. Aussi est-il prudent, lorsque ces généralisations acnéiques ont de la tendance à se produire, d'attendre leur disparition pour continuer le traitement.

Lorsque l'on ne veut pas courir le risque de détériorer de fines aiguilles en platine iridié, on peut, au lieu de les flamber, se contenter de les laver à l'éther, puis à l'alcool camphré, ou à la solution forte d'acide phénique.

DEUXIÈME PARTIE

Nos résultats.

CHAPITRE PREMIER

De l'hypertrichose.

Nous n'avons pas l'intention de faire ici une étude détaillée de l'hypertrichose. Nous n'avons aucun document d'importance majeure à faire connaître et de nombreux mémoires ont déjà paru sur ce sujet. On trouvera tous les détails voulus dans les travaux de G. T. Jackson, de Rohé, de Balmanno Squire, de Magitot, etc…, et surtout de Behrend et de Geyl, qui renferment en outre une bibliographie assez complète de la question.

Nous nous bornerons à jeter un rapide coup d'œil d'ensemble sur les matériaux que nous avons rassemblés depuis une douzaine d'années.

Nous avons opéré pour de l'hypertrichose relativement importante environ 110 sujets dont nous relatons fort succinctement ci-dessous les observations. Nous avons été consulté pendant ce laps de temps par un nombre au moins triple de femmes qui sont venues nous demander conseil pour la même infirmité. Nous avons donc vu de 1886 à 1897 environ 400 femmes atteintes d'hypertrichose à un degré quelconque. Ce nombre est réellement assez considérable, et l'on voit que l'hypertrichose est loin de constituer une rareté chez le sexe féminin.

Nous ne reprendrons pas ici les diverses classifications qui ont été données des hypertrichoses, héréditaires, acquises, généralisées, localisées, etc… Si nous envisageons la question à un point de vue purement clinique, nous voyons qu'il y a une première grande division qui s'impose : 1° hypertrichose développée sur un nævus, et par suite nettement limitée, non symétrique ; 2° hypertrichose développée sur une peau normale en apparence, et par suite à limites diffuses, et presque toujours symétrique.

1° L'hypertrichose développée sur des nævi, ou nævi pilosi, est réellement très fréquente, et nombre de femmes portent sur la figure de tout petits nævi arrondis, de la grosseur moyenne d'un demi-pois, qui sont couverts de poils plus ou moins longs et touffus. Mais nous n'avons pas chargé notre statistique de tous les cas si vulgaires de cette catégorie que nous avons opérés.

2° Nos observations appartiennent donc à la deuxième catégorie. Nous devons, pour plus de précision et de clarté, les subdiviser en plusieurs groupes.

Le groupe le plus intéressant est constitué par des jeunes filles qui, à partir de la puberté, voient se développer leur duvet avec une abondance et une rapidité des plus insolites. Elles peuvent présenter ce développement anormal sur tout leur corps, comme nous en avons vu assez souvent des cas lamentables, en particulier sur les bras, les avant-bras, les jambes, les cuisses, le dos et la poitrine. Nous avons appris à une mère à faire l'opération de l'électrolyse, pour qu'elle pût arriver à débarrasser le corps entier de sa fille, qui était totalement recouvert de fort duvet de 1 à 2 centimètres et plus de longueur : nous ne l'avons plus revue. Mais d'ordinaire ce développement n'est que partiel. Il siège surtout à la figure : parfois la figure seule est prise ; parfois elle est atteinte en même temps que la poitrine (obs. 2, 4, 19, 26), ou que les seins (obs. 26, 70, etc…), ou que les bras (obs. 29), ou que les jambes et les cuisses (obs. 29) ; parfois les bras, les membres inférieurs, la poitrine (obs. 103, 104, 106), les seins (obs. 105, 107, 108) peuvent être atteints sans que les duvets de la figure soient par trop développés.

Presque toujours c'est la figure qui est le plus endommagée, et c'est pour la figure que l'on a recours au médecin. C'est surtout à partir de 16 à 18 ans que les jeunes filles commencent à s'inquiéter des duvets un peu trop longs et un peu trop touffus qu'elles voient se développer sur leur visage. Trop souvent un mot de leur entourage, une raillerie de leurs amies éveille ou confirme leurs craintes, et dès lors c'est une torture morale de tous les instants pour la plupart d'entre elles. Nous en avons vu qui ne voulaient plus aller dans le monde, qui n'osaient même plus sortir, prétendant qu'on les suivait dans la rue pour se moquer d'elles, qu'à chaque instant elles entendaient des remarques désobligeantes. Certes, pour quelques-unes c'était à la rigueur possible et justifié par un développement vraiment exagéré des duvets, mais pour beaucoup d'autres leur désespoir était tout à fait hors de proportion avec la difformité. Combien en avonsnous vu qui venaient nous supplier de les débarrasser d'un fin duvet qui ombrait à peine leur lèvre supérieure, et qui ne faisait qu'harmoniser leur physionomie de brune ! Nous avions beau leur répéter que leur figure était ainsi beaucoup mieux que si leur lèvre avait été glabre ; nous avions beau leur affirmer qu'après avoir totalement enlevé leur duvet à d'autres personnes dans des conditions analogues, nous avions vivement regretté de l'avoir fait, car nous les avions ainsi presque défigurées, tous nos raisonnements sont toujours restés inutiles, et rien n'a pu les distraire de leur obsédante idée fixe.

La trichophobie. — Chez plusieurs d'entre elles, nous avons vu cette horreur des duvets passer à l'état de véritable folie. Elles ont toujours sur elles un ou deux petits miroirs ; dans toutes les pièces de leur appartement il y a des miroirs qu'elles consultent à chaque instant pour voir si leurs duvets se sont encore développés. Cette *trichophobie* les conduit à la mélancolie, à l'anémie, à l'amaigrissement : leur physionomie est anxieuse, triste, et décèle une incessante préoccupation.

Il y a huit ans environ, une jeune fille du monde, trompant la surveillance de ses parents, vint à leur insu nous consulter. A peine entrée dans notre cabinet, elle se mit à se déshabiller sans nous rien dire, puis elle nous montra vers le sein gauche un duvet un peu plus volumineux que les autres qui l'obsédait depuis plusieurs mois : elle nous supplia de l'enlever. Quelques semaines plus tard, elle revint nous trouver pour deux duvets situés sur le bras gauche, puis pour quelques duvets imperceptibles développés à la lèvre supérieure, au menton et autour des aréoles des seins. C'étaient toujours de nouveaux désespoirs, des crises de larmes quand nous faisions tous nos efforts pour lui persuader que toute opération était inutile, que ce qui la tourmentait était négligeable. Elle repartait tout heureuse quand nous avions détruit les duvets dont elle avait horreur ; puis, au bout de quelques jours, la crise la reprenait.

Nous avons été consulté par un assez grand nombre de jeunes filles et de jeunes femmes qui ne présentaient au menton ou à la lèvre supérieure que du duvet à peine un peu plus fourni que la moyenne des femmes de leur âge, et qui venaient nous supplier de les en débarrasser. Plusieurs d'entre elles étaient véritablement atteintes de trichophobie. Après avoir beaucoup songé à cette délicate question, nous croyons maintenant que l'on est justifié de les opérer quand il est prouvé que leur état mental est mauvais et qu'elles sont vraiment en proie à l'idée fixe.

Fait assez curieux, il est relativement assez fréquent de voir les mères tout aussi inquiètes que leurs filles : elles ont également l'obsession de l'hypertrichose. La plupart, il est vrai, réagissent contre la folie de leurs enfants et font tous leurs efforts pour la combattre, mais nous en avons vu qui étaient encore plus désolées que leurs filles et qui réclamaient avec insistance une intervention opératoire parfaitement inutile.

Les causes de l'hypertrichose. — Pour peu qu'une jeune fille prenne en horreur le duvet qui recouvre sa figure, elle est naturellement conduite à s'en débarrasser ; elle le fait tout d'abord par les procédés les plus simples qu'elle ait à sa disposition : elle l'arrache ou le flambe, ou le coupe ras aux ciseaux. Puis, après plusieurs tentatives inutiles, car le duvet ainsi traité repousse toujours plus gros, plus foncé, plus épais, elle a recours à des préparations qu'elle voit vantées dans tous les journaux de mode, c'est-à-dire aux pilivores ou aux dépilatoires. Dès lors c'est un véritable désastre ; les duvets deviennent rapidement des poils adultes, et par ces irritations successives le sujet arrive peu à peu à faire pousser une barbe fournie, à poils gros et vigoureux, et presque toujours assez foncée de teinte. D'ailleurs, comme on l'a dit depuis longtemps et comme nous l'avons établi nous-même dans nos précédentes publications, chez les personnes prédisposées, les applications de toute nature, sauf peut-être des poudres sèches et inertes, favorisent le développement des duvets et leur transformation en poils adultes ; nous avons constaté à cet égard l'action nuisible des simples cataplasmes, des pommades les plus inoffensives, des préparations actives que l'on prescrit contre l'acné et la séborrhée ; ces dernières n'agissent pas, comme on a pu le croire à tort, en combattant la séborrhée et son action décalvante, mais en tant que corps gras et corps irritants. Nous nous sommes expliqué ailleurs sur ce point.

Nous devons reconnaître d'autre part que parfois les duvets se transforment en poils adultes chez certaines personnes prédisposées, sans qu'elles aient fait aucune application irritante, aucune manœuvre d'épilation ou de rasure. Quelquefois on retrouve dans ces cas des antécédents héréditaires. Mais ces faits sont assez rares ; presque toujours les jeunes filles qui sont venues nous consulter pour des barbes plus ou moins complètes avaient été en grande partie les artisans de leur malheur.

Aussi ne trouvons-nous pas relatées dans notre statistique la plupart des grandes causes de l'hypertrichose qui ont été signalées par les auteurs : 1° l'hérédité, 2° les lésions des organes génitaux, 3° la stérilité, 4° la débilité générale, 5° les difformités dentaires.

1° *L'hérédité.* — De toutes les causes que l'on a invoquées c'est celle qui nous semble avoir le plus d'importance. Nous en avons vu un certain nombre d'exemples : obs. 21, 22 et 23, une mère et ses deux filles qui avaient des barbes complètes ; obs. 10 et 41, deux sœurs qui avaient l'une une barbe complète, l'autre la lèvre supérieure et le menton envahis ; obs. 12 et 13, deux sœurs dont l'une avait une barbe entière des plus développées, dont l'autre avait le menton et les joues garnis d'un duvet des plus abondants ; obs. 25 et 35, deux sœurs dont les lèvres et le menton étaient recouverts de duvets et de poils adultes ; leur mère, fort âgée, présentait la même difformité ; obs. 43 et 56, deux sœurs dont les lèvres et le menton étaient couverts de duvets et de poils adultes ; obs. 74 et 79, deux sœurs dont le menton était couvert de forts duvets, etc... Par contre, nous avons vu d'assez nombreux cas dans lesquels il n'existait pas d'autres sujets dans la famille présentant la même anomalie, par exemple les cas 1, 2, 4, 5, 6, 15 qui avaient des barbes complètes et dont nous connaissons les parents, etc...

2° et 3° *Lésions des organes génitaux. Stérilité.* — Si nous laissons de côté les jeunes filles qui ne se sont pas mariées, et qui par suite sont tout naturellement restées stériles, nous n'avons constaté qu'assez rarement l'infécondité chez nos malades. Obs. 3 (restée veuve après trois ans de mariage), obs. 11 (restée veuve de bonne heure), obs. 19, 24, 26, 28 (restée veuve après deux ans de mariage), obs. 33, 39, 42, 43, 49 (plusieurs fausses couches), obs. 91, 95. Par contre le n° 2 a eu un enfant ; le n° 10, 4 enfants ; le n° 15, 2 enfants ; le n° 16, 2 enfants ; le n° 29, 2 enfants ; le n° 32, 2 enfants ; le n° 34, 1 enfant ; le n° 36, 1 enfant ; le n° 37, 3 enfants ; le n° 40, 3 enfants ; le n° 41, 2 enfants ; le n° 44, 4 enfants en quatre ans ; le n° 45, 2 enfants ; le n° 46, 3 enfants ; le n° 49, 2 enfants ; le n° 53, 1 enfant ; le n° 55, 3 enfants ; le n° 56, 1 enfant ; le n° 57, 3 enfants ; etc.

Il nous est beaucoup plus difficile de nous prononcer sur la question des lésions ou des malformations des organes génitaux, car nous n'avons pu qu'assez difficilement faire une enquête sérieuse dans ce sens. Il nous a paru que nos opérées n'avaient pas plus d'infirmités de ce côté que la plupart des autres femmes du monde.

4° *Débilité générale.* 5° *Difformités dentaires.* — Il en est de même pour la débilité générale dont seraient atteintes, d'après quelques auteurs, les personnes présentant de l'hypertrichose; notre statistique ne nous permet pas d'admettre cette opinion. Certes nous avons eu affaire à des névropathes : obs. 6, 11, 12, 17, etc., à des personnes affaiblies : obs. 30, 72, 93 ; mais en somme l'immense majorité de nos malades nous ont paru être bien portantes, bien constituées, et nous n'avons jamais constaté chez elles de difformités dentaires.

Nous croyons donc, d'après notre expérience personnelle, qui semble au premier abord contredire les divers auteurs qui se sont occupés de l'hirsutie, qu'il y a dans l'étude de cette difformité à établir deux grandes catégories. Une première catégorie dans laquelle il s'agit de véritables phénomènes, de sujets velus sur toute l'étendue des téguments presque dès leur naissance ou tout au moins dès leur adolescence, chez lesquels les poils atteignent spontanément, sans aucune irritation provocatrice, un développement tout à fait anormal : ce sont là des faits d'une extrême rareté, et pour lesquels les constatations dont nous venons de parler peuvent être vraies. Une deuxième catégorie, qui comprend les faits de la pratique courante, ceux que nous avons observés, et dans lesquels il s'agit le plus souvent de personnes ayant normalement un peu trop de duvet, qui voient entre 16 et 25 ans ce duvet se développer, et qui, voulant remédier à cette difformité, ne font que l'aggraver. Ce sont là des cas relativement fréquents et pour lesquels nous ne saurions admettre la vérité de ce qu'ont dit les auteurs.

GROUPEMENT DES HYPERTRICHOSES BANALES. — 1° A côté du premier groupe de faits que nous avons distingué de jeunes filles chez lesquelles l'hypertrichose se développe de manière à former peu à peu des barbes entières, nous devons distinguer les groupes suivants :

2° Jeunes filles chez lesquelles le menton et la lèvre supérieure se prennent, les favoris se dessinent un peu au-devant des oreilles ;

3° Jeunes filles chez lesquelles le menton et la lèvre supérieure seuls se prennent ;

4° Jeunes filles (cas beaucoup plus rares) chez lesquelles le menton seul, ou la lèvre supérieure seule, ou les joues seules sont intéressés.

Au point de vue de la topographie de l'hypertrichose à la figure nous devons signaler aussi les petites particularités suivantes :

En dehors des centres principaux si connus de poils, qui sont les parties latérales du menton, la lèvre supérieure avec prédominance marquée aux commissures, le milieu de la lèvre inférieure, les joues vers la région antérieure des oreilles, nous avons souvent constaté l'existence des centres accessoires suivants : a) le milieu de la région sus-hyoïdienne, *b*) le rebord du maxillaire inférieur en un point situé presque au niveau de l'artère faciale, *c*) le milieu de la joue en un point situé à peu près à la hauteur de la commissure des lèvres et à deux centimètres environ de cette commissure.

5° A partir de 25 ou 30 ans, il se développe presque normalement, chez beaucoup de femmes, des poils assez volumineux en certains points du corps ; ce sont :

a) D'abord et avant tout le menton où ils peuvent devenir progressivement assez nombreux pour constituer, entre 45 et 60 ans, de véritables touffes des plus fournies, formant deux groupes latéraux ou un groupe unique considérable ;

b) La lèvre supérieure, et l'on sait combien, chez les femmes brunes qui arrivent à la ménopause ou qui l'ont dépassée, il est ordinaire d'observer une moustache plus ou moins fournie ;

c) Les joues, difformité beaucoup plus rare ;

d) Le bout du nez, où il est assez ordinaire d'observer des touffes de poils ;

e) L'espace intersourcilier (cette difformité est fréquente même chez les toutes jeunes filles) ;

f) La poitrine dans sa totalité, mais surtout la région présternale entre les deux seins ; cette petite difformité est fréquente ;

g) Les seins dans leur quasi-totalité, mais surtout tout autour de l'aréole ; presque toutes les femmes brunes présentent en cet endroit des poils assez volumineux en nombre plus ou moins considérable ; ils sont souvent couplés par deux ou trois dans le même orifice folliculaire.

6° Quant aux hommes, ils viennent consulter pour de l'hypertrichose de l'espace intersourcilier, du front au-dessus des sourcils, des joues au-dessous des yeux, du dos du nez vers son extrémité, pour les vibrisses, pour les poils du tragus et de l'antitragus, pour une hypertrichose parfois fort accentuée de la région lombaire vers sa partie médiane.

CHAPITRE II

Notre statistique.

Nous avons groupé nos observations suivant qu'il s'agit : A) de barbes entières ; B) de poils développés à la lèvre supérieure et au menton ; C) au menton seul ; D) à la lèvre supérieure seule ; E) à l'espace intersourcilier et à la région suprasourcilière ; F) au nez ; G) aux joues seules ; H) à la poitrine et aux seins ; I) aux membres.

Dans les quatre premiers groupes, nous avons établi des subdivisions suivant que nous avons enlevé tous les poils sans exception, suivant que nous avons enlevé tous les poils un peu volumineux, et laissé du duvet en certains points, suivant que nous n'avons opéré qu'incomplètement ou que très incomplètement les sujets.

Nous ne donnons ces documents que très résumés, à cause de la longueur déjà trop considérable de cet article. On trouvera des détails beaucoup plus circonstanciés sur vingt d'entre eux dans notre communication du 13 avril 1888 à la Société médicale des hôpitaux.

OBSERVATIONS

A. — **Barbes entières.**

a) BARBES TOTALEMENT ENLEVÉES

OBS. I. — Jeune femme de 26 ans, brune, bien constituée, présentant une barbe complète composée de poils noirs, vigoureux, très serrés, qui couvrent la totalité des joues, du menton et de la région sus-hyoïdienne. (Voir tous les détails de ce cas dans mes communications du 28 mai 1886 et du 13 avril 1888 à la Société médicale des hôpitaux.) En février 1888, le chiffre total des séances d'électrolyse déjà faites était de 189, et celui des poils détruits de 8,920. Nous regardions à cette époque la guérison de l'hypertrichose comme assurée. Et cependant, les années suivantes, nous avons encore été obligé de détruire de nombreux poils follets transformés en poils adultes. Actuellement, la guérison définitive de l'hypertrichose existe depuis plus de 5 ans : le nombre total des séances a été de 310 et celui des poils détruits d'environ 13,000. Résultat déplorable au point de vue des cicatrices (voir nos communications antérieures).

OBS. II. — Dame de 35 ans environ, fort brune, atteinte d'hypertrichose très développée de la poitrine et de toute la figure ; après s'être épilée fort longtemps, elle se rase tous les jours. Toute la partie antérieure de la poitrine est couverte de poils volumineux ; à la figure les poils forment une barbe complète des plus fournies ; au menton ils sont tellement serrés que dès que la malade les laisse pousser de quelques millimètres il est fort difficile, pour ne pas dire impossible, de voir les points d'implantation. La malade a une fille, mais elle a une affection utérine sur laquelle nous n'avons pu avoir de détails. La fille, qui a aujourd'hui (1897) 22 ans, a un fort léger duvet brun à la lèvre supérieure, mais pas d'hypertrichose marquée. Le traitement de la mère a duré depuis le 10 août 1887 jusqu'en 1892, avec de fort longues intermittences. En tout, 335 séances et 15,500 poils environ détruits. Résultat excellent pour la poitrine et convenable pour la figure dont la peau est amincie et comme flétrie.

OBS. III. — Jeune femme de 25 ans, châtain foncé, ayant développé par l'épilation une barbe complète composée au menton de poils énormes ayant de 4 à 6 millimètres de profondeur. Mariée pendant trois ans, pas d'enfants. Bien constituée, pas de malformation dentaire ; pas d'hypertrichose sur le reste du corps. Le traitement a duré pendant trois ans avec des intermittences : 317 séances, environ 13,000 poils détruits. Résultat convenable au

point de vue esthétique. La peau est amincie et un peu inégale par places,
par endroits un peu cicatricielle, et quand on la tend, elle semble criblée
de petits points d'un blanc mat.

OBS. IV. — Jeune fille de 18 ans, châtain foncé, bien constituée, mais
atteinte de séborrhée huileuse intense du cuir chevelu et de la face, et
ayant des tendances marquées à l'embonpoint. Hypertrichose de la face
des plus considérables, sous la forme d'une barbe complète avec envahissement de toutes les régions sus, sous-hyoïdiennes et cervicales au-dessous
des oreilles. Hypertrichose des plus marquées sur la poitrine, le dos et les
membres. Le traitement a duré quatre ans avec des intermittences : il a
été le plus considérable de tous ceux que nous ayons entrepris. Il a été
tout particulièrement pénible au cou, vers les parties latérales. Nous avons
fait 496 séances, dont 46 doubles, soit environ 540 séances simples, et
nous avons détruit environ 19,000 poils. Résultat merveilleux au point de
vue esthétique : il n'y a pas la moindre cicatrice et la peau du visage est
parfaitement lisse et unie.

b) BARBES COMPLÈTEMENT OPÉRÉES, MAIS EN LAISSANT EN CERTAINS POINTS DU DUVET PEU VISIBLE

OBS. V. — Jeune fille de 18 ans, blonde, un peu frêle d'aspect, mais
bien constituée. Après la terminaison du traitement elle s'est mariée, et
après un an de mariage elle a eu un enfant parfaitement bien portant. Elle
est atteinte d'une hypertrichose très accentuée de tout le menton et de la
région sus-hyoïdienne, de la lèvre supérieure et de la partie supérieure
des joues au niveau des oreilles ; le reste des joues est couvert d'un abondant duvet au milieu duquel se voient çà et là des poils plus volumineux.
La profondeur des bulbes pileux varie de 3 à 4 millimètres et demi au
menton. Le traitement a duré un an avec des intermittences : 85 séances
environ, 3,000 poils détruits. Excellent résultat au point de vue plastique
(pas de cicatrices visibles), et au point de vue définitif, car depuis lors les
duvets qui ont été laissés intacts n'ont pas pris de développement néces-
sitant des interventions.

OBS. VI. — Jeune fille de 20 ans, d'un blond foncé, bien constituée, mais
très rhumatisante, ayant de la séborrhée huileuse de la peau, du cuir
chevelu, des lèvres, de l'otite scléreuse, et neurasthénique. Hypertrichose
fort développée au menton et à la lèvre supérieure, duvets volumineux
sur le reste de la figure. 120 séances en six reprises séparées par des
intervalles d'environ 5 à 6 mois ; environ 5,000 poils détruits. Résultat
excellent au point de vue esthétique : il n'y a pour ainsi dire pas de cicatrices
visibles. Le menton et la lèvre supérieure sont à peu près complètement
guéris ; mais le duvet des joues continue à se développer insensiblement
en poils adultes, et il sera probablement nécessaire de continuer ultérieu-
rement à faire de temps en temps quelques séances.

OBS. VII. — Jeune fille de 20 ans, bien constituée, affligée d'un certain
embonpoint et d'une hypertrichose fort développée, mais encore à l'état
de fort duvet sur presque toute l'étendue du visage. Nous lui avons fait
en six mois, avec intervalles de repos de six semaines environ, 110 séances

doubles, soit 224 séances simples, et nous lui avons détruit environ 13,500 poils ou forts duvets. Nous lui avons enseigné à s'opérer elle-même, et nous ne l'avons plus revue, car elle est allée habiter un pays étranger. Quand elle est partie, elle était en fort bon état et ne présentait pas la moindre cicatrice.

Obs. VIII. — Jeune femme de 25 ans, très brune, atteinte d'une hypertrichose de la face peu développée, mais occupant le menton, les lèvres et les joues. 39 séances ; détruit environ 1,400 poils assez volumineux sans cicatrices. La malade s'est décidée à garder le duvet acceptable comme dimensions qu'elle présentait encore sur la figure ; partie pour l'Amérique du Sud.

Obs. IX. — Jeune fille de 18 ans, d'un blond foncé, atteinte d'une séborrhée intense du visage ; elle présentait une hypertrichose assez accentuée de toute la face, lèvres, menton et joues, mais à l'état de simple duvet blond un peu long et un peu volumineux ; fort difficile à opérer à cause de la finesse et de la teinte du duvet. A trois reprises, séparées par plusieurs mois de repos, nous avons fait environ 150 séances et détruit 8,000 poils et duvets. Partie pour l'Amérique du Nord en bon état relatif et sans cicatrices visibles, mais ayant encore sur le visage d'assez nombreux duvets fins.

Obs. X. — Femme de 32 ans, très brune, mère de quatre enfants, bien constituée, atteinte d'une hypertrichose assez peu accentuée de la face. Fait à diverses reprises, en un an et demi, 46 séances ; détruit environ 1,500 poils et duvets assez volumineux et fort noirs ; pas de cicatrices visibles ; bon résultat ; pour ainsi dire pas de transformation ultérieure de duvets en poils adultes.

Obs. XI. — Femme de 30 ans, restée veuve sans enfants, après 2 ans de mariage, brune, bien constituée, atteinte d'une hypertrichose modérée de la lèvre supérieure et des parties latérales des joues, à peine quelques poils au menton. En quatre ans, fait à plusieurs reprises 30 séances et détruit environ 1,200 poils et duvets. Résultat excellent : pas de cicatrices visibles, et les duvets qui restent aux lèvres, au menton et aux joues ne semblent pas avoir de tendance marquée à se développer.

Obs. XII. — Jeune fille de 25 ans en cours de traitement, atteinte d'une hypertrichose moyenne généralisée ; quelques poils adultes développés çà et là au milieu de duvet assez abondant et volumineux ; en six séances nous lui avons enlevé tous les poils adultes qu'elle présentait, environ 240 ; elle doit revenir.

c) Barbes complètes que nous n'avons pas pu finir d'opérer

Obs. XIII. — Jeune fille de 25 ans, très brune, bien constituée, atteinte d'une hypertrichose des plus accentuées : obligée de se raser tous les jours ; poils de 4 à 6 millimètres de profondeur au menton, de 2 à 3 millimètres de profondeur aux joues. Fait en 4 mois 137 séances avec des courants fort énergiques qui variaient de 4 à 6 milliampères comme intensité ; détruit environ 7,500 poils adultes. Peu ou point de cicatrices visibles, mais résultat imparfait, car il aurait fallu encore de nombreuses séances pour terminer : la malade a été obligée de partir pour l'étranger.

Obs. XIV. — Jeune fille de 25 ans, très brune, bien constituée, mais un peu obèse, atteinte d'une hypertrichose des plus accentuées, occupant toute la figure. Opérée avec des courants de 4 à 6 milliampères d'intensité ; fait en 6 mois 200 séances et détruit environ 10,000 poils adultes. La malade a été obligée de partir pour l'Amérique du Sud ; à ce moment le résultat paraissait excellent à tous les points de vue : pas de cicatrices et fort peu de repousse. Nous avons appris à la sœur de la malade à faire l'opération, et nous n'avons plus eu de nouvelles. Ce cas pourrait presque être rangé dans notre premier groupe.

Obs. XV. — Jeune femme de 28 ans, châtain clair, bien constituée, mère de deux enfants, atteinte d'hypertrichose assez accentuée de toute la face, mais ne présentant de poils adultes qu'au menton, à la région sus-hyoïdienne et un peu sur les régions voisines. En six ans, à diverses reprises séparées par de longs intervalles de repos, nous lui avons fait 290 séances et détruit environ 6,000 poils adultes ou duvets volumineux. Actuellement le menton et la région sus-hyoïdienne sont dégagés ; sur les joues et à la lèvre supérieure le duvet a pris un peu de développement, mais il est à la rigueur acceptable et la malade s'en tient là.

Obs. XVI. — Jeune femme de 30 ans environ, d'un blond un peu foncé, bien constituée, mariée depuis 3 ans, et ayant eu un enfant après un an de mariage, atteinte depuis l'âge de 18 ans d'une hypertrichose des plus accentuées de toute la face, pour laquelle elle en était arrivée à se raser tous les jours. Nous l'avons d'abord opérée pendant quelque temps ; puis, impatientée, elle nous a quitté, s'est adressée à un autre médecin qui lui a fait de volumineuses cicatrices kéloïdiennes ; est revenue nous trouver, et finalement, depuis son mariage, a cessé de se traiter, quoique non totalement débarrassée de ses poils. Nous lui avons fait 150 séances et détruit environ 5,000 poils de 4 à 6 millimètres de profondeur et des plus volumineux.

Obs. XVII. — Femme de 45 ans, extrêmement impressionnable, sur laquelle nous ne connaissons aucun détail : atteinte d'une hypertrichose peu développée des lèvres, du menton et des joues, constituée par des poils assez volumineux d'un blond foncé. En l'espace de 5 ans, nous lui avons fait environ 50 séances séparées par de longs intervalles de repos, et nous lui avons détruit avec beaucoup de peine (extrême sensibilité, tendance aux syncopes) environ 1,000 poils. Résultat convenable comme cicatrices et comme action curative.

Obs. XVIII. — Fille de 30 ans environ, châtain foncé, bien constituée, névropathe, ayant des tendances marquées à l'obésité ; atteinte d'une hypertrichose accentuée de toute la face ; opérée avec des courants de 5 à 7 milliampères pour aller vite, et par séries de 4 à 6 séances faites en deux jours, séparées par d'assez longues périodes de repos. (La malade habitait la campagne.) En 2 ans, fait 144 séances et détruit environ 8,500 poils adultes. Le résultat semblait devoir être bon à tous les points de vue, quand nous nous sommes vu forcé de refuser de continuer à la soigner.

Obs. XIX. — Dame de 35 ans, fort brune, bien constituée, sans enfants : atteinte d'une hypertrichose des plus accentuées, pour laquelle elle avait été déjà traitée pendant longtemps par un électricien, quand elle est venue nous consulter. Le résultat obtenu était moyen comme cicatrices : il y avait de nombreuses dépressions cupuliformes, qui n'étaient pas d'ailleurs tout à fait imputables à l'opérateur, quoiqu'il se fût servi de courants de 10 à 12 milliampères, car avec des courants beaucoup plus faibles et en y apportant beaucoup d'attention, nous avons eu beaucoup de peine à ne pas avoir de semblables accidents. Fait en plusieurs reprises 70 séances ; détruit environ 3,000 poils adultes et quelques duvets ; la malade revient encore nous voir de temps en temps.

Obs. XX. — Dame âgée de 50 ans environ, un peu obèse, bien constituée, mais n'ayant jamais eu d'enfants : elle est atteinte d'une hypertrichose des plus accentuées de la face ; mais, fort craintive, elle ne se fait opérer que de temps en temps et par périodes séparées par de longs intervalles de repos. Les poils sont volumineux, de 4 à 5 millimètres de profondeur au menton et sur les parties latérales des joues. Fait 95 séances, détruit environ 2,500 poils ; la partie supérieure du menton est bien dégagée et il n'y a pas de cicatrices visibles, mais il est probable que, vu la pusillanimité de la malade et le peu de séances qu'elle se fait faire, on n'arrivera jamais à terminer.

Les quatre observations suivantes sont relatives à des malades dont nous n'avons fait que commencer le traitement.

Obs. XXI, XXII et XXIII. — Une mère et ses deux filles, atteintes toutes les trois, mais surtout les deux sœurs, d'une hypertrichose des plus accentuées de la face. Comme elles étaient étrangères et obligées de revenir dans leur pays, nous leur avons appris à s'opérer mutuellement, et nous leur avons fait en outre, en 15 jours : aux deux filles, 20 séances à chacune, leur détruisant environ 1,200 poils à chacune, avec des courants de 5 à 6 milliampères, et à la mère dix séances, lui détruisant environ 400 poils. Nous les avons complètement perdues de vue.

Obs. XXIV. — Jeune femme de 25 ans, blonde, bien constituée, atteinte d'hypertrichose moyenne, composée surtout de très forts duvets du menton et des joues. Fait 15 séances et détruit environ 600 poils ; perdue complètement de vue.

B. — Lèvres et menton.

a) Malades totalement opérées d'hypertrichose des lèvres et du menton

Obs. XXV. — Jeune fille de 25 ans, châtain clair, portant des poils volumineux très serrés à la lèvre supérieure, à la région sus-hyoïdienne, au menton, et surtout à ses parties latérales où ils atteignent 4 et 5 millimètres de profondeur. En 4 ans, à diverses reprises séparées par plusieurs mois de repos, nous lui avons fait 210 opérations et détruit environ 9,000 poils adultes ou duvets. Le résultat se maintient parfait depuis plusieurs années, au point de vue du développement de nouveaux poils qui ne se forment plus ; il semblait tout d'abord devoir être assez médiocre au point de vue des cicatrices, car les régions opérées étaient comme déprimées, atrophiées et un peu inégales : elles se sont maintenant nivelées et il ne semble plus que la malade ait été opérée.

Obs. XXVI. — Jeune femme de 26 ans, blonde, bien constituée, mais sans enfants, atteinte d'hypertrichose assez accentuée de la lèvre supérieure, du menton, de la poitrine et du bout des seins. Nous lui avons fait en trois ans, à diverses reprises, 61 séances et détruit environ 2,700 poils. Le résultat est parfait de tous points.

Obs. XXVII. — Dame âgée de 45 ans, brune, bien constituée, atteinte d'une hypertrichose moyenne, mais composée de poils volumineux et fort visibles du menton et de la lèvre supérieure. Fait en plusieurs reprises 32 séances, détruit environ 1,400 poils; résultat excellent.

Obs. XXVIII. — Dame âgée de 25 ans environ, châtain clair, restée veuve sans enfants après un an de mariage, bien constituée, atteinte depuis l'âge de 18 ans d'une hypertrichose accentuée de la lèvre supérieure, du menton et de la région sus-hyoïdienne; les poils y ont de 4 à 6 millimètres de profondeur; on en trouve également sur les joues et sur le devant de la poitrine, entre les seins. C'est une des malades sur lesquelles nous avons employé les aiguilles isolées (voir, pour plus de détails, notre mémoire de 1888). Nous lui avons fait en plusieurs reprises 130 séances, et enlevé 480 poils à la poitrine et environ 5,000 poils à la figure. Le résultat est assez satisfaisant.

Obs. XXIX. — Dame âgée de 34 ans, châtain foncé, bien constituée, mère de 2 enfants, atteinte d'une hypertrichose assez abondante, mais constituée par du simple duvet assez volumineux, au menton, à la lèvre supérieure, aux avant-bras. Nous lui avons d'abord opéré la lèvre supérieure avec un résultat très médiocre au point de vue cicatriciel : il est resté une dépression transversale des plus marquées et une teinte d'un blanc mat des téguments; puis le menton avec un résultat bien meilleur; enfin les avant-bras et les jambes dans ces derniers temps avec un succès complet; peu de récidives, peu ou point de duvets nouveaux, pas de cicatrices; nous nous sommes servi pour cela du chloréthyle et de l'appareil automatique de Bengué. En tout, environ 200 séances, soit 30 séances à la lèvre (1,000 poils), 65 au menton (2,500 poils), 45 aux avant-bras (1,800 poils), 30 doubles aux jambes (3,000 poils environ); les séances des jambes ont été très sévères : elles ont été doubles, et nous avons enlevé jusqu'à 150 et 180 poils par séance.

Obs. XXX. — Jeune fille de 22 ans, blonde, bien constituée, présentant une hypertrichose assez marquée des parties latérales du menton, où il existe des poils volumineux de 4 à 5 millimètres de profondeur, et de la lèvre supérieure où il n'y a que des duvets un peu gros. En 4 ans, par séries séparées par de longs intervalles de repos, nous lui avons fait 70 séances et détruit environ 2,800 poils ou duvets. Le résultat est satisfaisant et paraît devoir être définitif.

Obs. XXXI. — Dame âgée de 45 ans, blonde, bien constituée, sans enfants : elle porte à la lèvre supérieure un duvet un peu fort, et au cou et au menton de gros poils de 4 à 5 millimètres de profondeur (voir pour plus de détails notre mémoire de 1888). Nous lui avons fait en 3 ans 33 séances et détruit environ un millier de poils. Le résultat au point de vue de la destruction des poils et des duvets a été définitif.

Obs. XXXII. — Jeune femme âgée de 30 ans, châtain foncé, bien constituée, mère de deux enfants : atteinte d'hypertrichose légère des deux parties latérales du menton et de la lèvre supérieure. Chez elle le duvet préexistant est en transformation et devient des poils foncés assez volumineux. Il nous a fallu, pendant 4 ans, lutter, par séries de séances séparées par des intervalles de repos, contre cet envahissement progressif. Actuellement le traitement peut être considéré comme terminé : 45 séances ; environ 1,800 poils ou duvets détruits. (La lèvre supérieure n'a pour ainsi dire pas été touchée. Aussi cette observation pourrait-elle être rangée dans la catégorie C.)

OBS. XXXIII. — Jeune femme de 30 ans, grande, bien constituée, mais sans enfants : hypertrichose légère du menton et de la lèvre supérieure. 26 séances en 3 ans ; environ 1,000 poils ou duvets détruits. Résultat excellent à tous les points de vue.

OBS. XXXIV. — Jeune femme de 30 ans, blonde, bien constituée, ayant eu un enfant et plusieurs avortements ; l'enfant, vivant et bien portant, est venu après la fin du traitement. Hypertrichose légère de la lèvre supérieure, assez accentuée au menton où l'on trouve des poils adultes de 3 et 4 millimètres de profondeur. 90 séances faites en deux ans, environ 4,000 poils et duvets détruits ; le menton a été fait en totalité et avec un excellent résultat ; la lèvre a été à peine touchée.

b) MALADES OPÉRÉES D'HYPERTRICHOSE DES LÈVRES ET DU MENTON ET AYANT TERMINÉ LEUR TRAITEMENT, MAIS CONSERVANT ENCORE DU DUVET. (Toutes les observations suivantes ne consistent qu'en quelques courtes notes, à cause de la longueur de ce mémoire.)

OBS. XXXV. — Jeune fille de 30 ans, sœur du n° 25, châtain clair, bien constituée, atteinte d'hypertrichose en voie de développement de la lèvre supérieure et du menton. En quatre ans, 60 opérations, détruit environ 1,800 poils. Bon résultat : pas de cicatrices visibles, et, quoiqu'il reste de nombreux duvets, ils n'ont depuis deux ans pour ainsi dire plus de tendance à se transformer en poils.

OBS. XXXVI. — Jeune femme de 26 ans, blonde, mariée depuis 2 ans, ayant eu un enfant au bout de dix mois de mariage, bien constituée : hypertrichose moyenne du menton et de la lèvre supérieure. En 3 ans, 25 opérations, détruit environ un millier de poils. Bon résultat depuis 2 ans, mais il y a encore tous les six mois nécessité de faire une opération.

OBS. XXXVII. — Dame de 38 ans, blonde, mère de 3 enfants, bien constituée. En deux ans, 30 séances, détruit environ un millier de poils au menton et à la lèvre supérieure. Résultat excellent.

OBS. XXXVIII. — Jeune fille de 25 ans, brune, bien constituée : hypertrichose modérée de la lèvre supérieure, du menton et de la région sus-hyoïdienne. En 5 ans, 25 séances, détruit environ un millier de poils ; revient tous les 6 mois se faire enlever une quarantaine de poils nouvellement développés.

OBS. XXXIX. — Dame de 45 ans, bien constituée, sans enfants, châtain clair : hypertrichose très modérée de la lèvre supérieure, du menton et du cou. En sept ans, 23 séances, détruit environ 800 poils. Le développement successif des duvets semble être en ce moment presque arrêté.

OBS. XL. — Dame de 38 ans, brune, bien constituée, mère de trois enfants, atteinte d'hypertrichose moyenne de la lèvre supérieure, du menton, mais surtout de la région sus-hyoïdienne où se voit une touffe assez développée. En huit ans, 27 séances, détruit environ 1,100 poils; revient une ou deux fois par an pour se faire enlever les duvets devenus trop volumineux.

Obs. XLI. — Jeune femme de 25 ans, bien constituée, mariée depuis un an et demi, un enfant au bout d'un an de mariage, sœur du n° 10. En 2 ans, douze séances, détruit environ 500 poils, pour une hypertrichose très modérée de la lèvre supérieure et du menton; perdue de vue depuis 3 ans.

Obs. XLII. — Dame de 45 ans, châtain foncé, bien constituée, sans enfants, atteinte d'une hypertrichose moyenne de la lèvre supérieure et du menton. En 2 ans, 25 séances, détruit environ un millier de poils; revient tous les six mois se faire détruire les duvets qui sont devenus volumineux.

Obs. XLIII. — Jeune femme de 30 ans, châtain foncé, bien constituée, sans enfants. En six ans, 47 séances pour une hypertrichose moyenne de la lèvre supérieure, assez accentuée du menton; détruit environ 1,900 poils et duvets volumineux; revient une ou deux fois par an.

Obs. XLIV. — Jeune femme de 25 ans, châtain clair, bien constituée, mère de 4 enfants en 5 ans de mariage : hypertrichose modérée de la lèvre supérieure et du menton. En un an, 35 séances, détruit environ 1,500 poils. Bon résultat; très peu de tendance au développement ultérieur des duvets.

Obs. XLV. — Dame de 45 ans, châtain foncé, bien constituée, mère de 2 enfants : hypertrichose légère de la lèvre supérieure et du menton. 5 opérations; environ 200 poils détruits avec excellent résultat.

c) Malades opérées d'hypertrichose des lèvres et du menton, et n'ayant pas, pour des raisons diverses, terminé leur traitement, mais étant tout près de la guérison définitive

Obs. XLVI. — Dame de 35 ans, châtain clair, bien constituée, quoique obèse, mère de trois enfants, atteinte d'hypertrichose modérée de la lèvre supérieure et du menton. Dix séances en trois mois, 500 poils détruits; en cours de traitement; résultat semblant devoir être excellent.

Obs. XLVII. — Dame de 30 ans, étrangère, blonde, bien constituée, atteinte d'hypertrichose modérée de la lèvre supérieure et du menton. Dix séances, détruit environ 400 poils; partie pour son pays.

Obs. XLVIII. — Jeune femme de 25 ans, blonde, bien constituée, pas d'enfants, mais un enfant né à terme, mort après quelques jours, et plusieurs fausses couches, atteinte d'hypertrichose assez accentuée aux lèvres et au menton. En 10 ans, 82 séances; détruit environ 3,300 poils; revient encore de temps en temps se faire opérer, mais le traitement peut être presque considéré comme terminé; les séances faites en 1887 ont laissé quelques dépressions cicatricielles.

Obs. XLIX. — Jeune fille de 20 ans, étrangère, blonde, atteinte d'hypertrichose moyenne de la lèvre supérieure et du menton. Fait 33 séances, détruit environ 1,400 poils; partie pour son pays.

Obs. L. — Dame de 40 ans environ, mère de la précédente, atteinte

d'hypertrichose assez peu accentuée de la lèvre supérieure et du menton.
Fait 9 séances, détruit environ 400 poils.

Obs. LI. — Jeune fille de 25 ans, étrangère, atteinte d'hypertrichose
assez peu accentuée de la lèvre supérieure et du menton. Fait 14 séances,
détruit environ 600 poils ; perdue de vue.

Obs. LII. — Jeune femme de 30 ans, étrangère, blonde, atteinte d'hypertrichose peu accentuée de la lèvre supérieure et du menton ; fait
11 séances, détruit environ 450 poils ; perdue de vue.

Obs. LIII. — Jeune femme de 30 ans, brune, bien constituée, restée
veuve avec une petite fille, après cinq ans de mariage : atteinte d'hypertrichose peu accentuée de la lèvre supérieure, mais très accentuée du
menton et de la région sus-hyoïdienne, avec poils profonds de 4 à 5 millim.
Fait en 3 ans 50 séances et détruit environ 2,200 poils ; elle revient de
temps en temps se faire opérer, mais le traitement est presque terminé ;
le résultat est satisfaisant.

Obs. LIV. — Jeune fille de 24 ans, étrangère, brune, bien constituée,
atteinte d'hypertrichose assez accentuée de la lèvre supérieure, du menton
et du devant de la poitrine, mais composée presque exclusivement de fort
duvet ; il n'y a que quelques poils au menton et entre les deux seins. Fait
15 séances ; détruit environ 700 poils ; perdue de vue.

Obs. LV. — Jeune femme de 30 ans, environ, étrangère, brune, atteinte
d'hypertrichose moyenne de la lèvre supérieure et du menton. En six
mois fait 18 séances, détruit environ 850 poils ; résultat momentanément
excellent ; perdue de vue.

Obs. LVI. — Dame de 40 ans environ, brune, bien constituée, ayant un
fils de 20 ans. En 5 ans, 45 séances pour une hypertrichose assez peu marquée de la lèvre supérieure, accentuée au menton ; environ 1,500 poils
détruits ; elle vient encore de temps en temps se faire opérer.

Obs. LVII. — Dame de 30 ans environ, brune, bien constituée, ayant
trois enfants, atteinte d'une hypertrichose modérée de la lèvre supérieure,
accentuée au menton. En 2 ans, fait 71 séances, détruit environ 3,200 poils.
Le traitement était à peu près complètement terminé quand la malade a
été obligée de quitter la France.

d) Malades opérées d'hypertrichose des lèvres et du menton, et n'ayant
fait qu'un traitement fort incomplet

Obs. LVIII. — Dame de 35 ans, acnéique, fort nerveuse, atteinte
d'hypertrichose du menton et de la lèvre ; trichophobie. Fait 4 séances,
détruit environ 90 poils ; perdue de vue.

Obs. LIX. — Dame âgée de 65 ans, ayant deux enfants, bien constituée ;
hypertrichose légère des lèvres et du menton. Fait 5 opérations, détruit
environ 120 poils et duvets ; perdue de vue.

Obs. LX. — Jeune fille de 20 ans, très brune, bien constituée, atteinte
d'une hypertrichose peu accentuée de la lèvre supérieure, fort accentuée
du menton. Fait 17 séances, détruit environ 600 poils adultes de 4 millim.
de profondeur ; perdue de vue.

Obs. LXI. — Dame de 50 ans environ, atteinte d'une hypertrichose des
plus accentuées de la lèvre supérieure et surtout du menton. Fait 3 séan-

ces, détruit avec beaucoup de peine une soixantaine de poils; perdue de vue.

Obs. LXII. — Dame de 30 ans environ, étrangère, blonde, atteinte d'une hypertrichose légère de la lèvre et du menton. Fait 5 séances, détruit environ 200 poils; perdue de vue.

Obs. LXIII. — Dame de 30 ans, blonde, bien constituée; atteinte d'une hypertrichose moyenne de la lèvre supérieure et du menton. Fait 6 séances, détruit environ 200 poils; en cours de traitement.

Obs. LXIV. — Dame de 30 ans, châtain clair, bien constituée, mais un peu obèse, atteinte d'hypertrichose assez accentuée de la lèvre supérieure et du menton. Fait 20 séances, détruit environ 800 poils; perdue de vue.

Obs. LXV. — Dame de 28 ans, blonde, atteinte d'hypertrichose légère de la lèvre supérieure et du menton. Fait 4 séances, détruit 150 poils environ; perdue de vue.

Obs. LXVI. — Dame étrangère de 25 ans, brune, ayant beaucoup de duvet à la lèvre supérieure et au menton. Fait 4 séances, détruit environ 160 poils; perdue de vue.

Obs. LXVII — Dame étrangère âgée de 40 ans, atteinte d'hypertrichose fort marquée de la lèvre supérieure et du menton, où les poils ont 4 millim. et demi de profondeur; 4 séances, 80 poils détruits; perdue de vue.

Obs. LXVIII. — Dame de 30 ans, brune, atteinte d'hypertrichose modérée de la lèvre supérieure et du menton. Fait 8 séances, détruit environ 400 poils : perdue de vue.

Obs. LXIX. — Jeune femme de 26 ans, châtain foncé, atteinte d'hypertrichose moyenne de la lèvre supérieure et du menton. 18 séances, environ 700 poils détruits; perdue de vue.

Obs. LXX. — Jeune femme de 30 ans, atteinte d'hypertrichose moyenne de la lèvre supérieure et du menton. 13 séances, environ 550 poils détruits; perdue de vue.

Obs. LXXI. — Jeune fille de 20 ans, châtain foncé, atteinte d'hypertrichose modérée sous forme de duvets un peu volumineux de la lèvre supérieure et du menton. 15 séances, environ 750 poils détruits; perdue de vue.

Obs. LXXII. — Jeune fille de 20 ans, blonde, sœur du n° 13, présentant du duvet blond assez volumineux aux lèvres et au menton. 3 séances, environ 90 poils détruits; perdue de vue.

C. — Menton seul.

a) Malades totalement opérées d'hypertrichose du menton

Obs. LXXIII. — Jeune femme de 25 ans, brune, bien constituée, ayant un enfant, atteinte d'hypertrichose accentuée de la lèvre supérieure qu'elle n'a pas voulu se faire opérer, et d'une hypertrichose très marquée du menton avec poils volumineux et profonds de 5 à 6 millim. En 3 ans, 120 séances, environ 5,500 poils détruits. Résultat satisfaisant, malgré des indurations longtemps persistantes des tissus opérés.

Obs. LXXIV. — Jeune femme de 30 ans, brune. bien constituée, ayant un enfant, atteinte d'hypertrichose légère de la lèvre supérieure que nous n'avons jamais opérée, et d'hypertrichose très accentuée du menton et de la région sus-hyoïdienne. En 5 ans, fait 110 séances, détruit environ 5,300 poils. Beau résultat.

Obs. LXXV. — Dame de 40 ans, brune, bien constituée, sans enfants, atteinte d'hypertrichose moyenne du menton avec poils profonds. En 4 ans, fait 40 séances, détruit environ 2,800 poils ; bon résultat.

b) Malades opérées d'hypertrichose du menton et ayant terminé leur traitement, mais conservant encore du duvet

Obs. LXXVI. — Jeune fille d'une trentaine d'années, châtain foncé, atteinte d'une hypertrichose assez accentuée du menton et de la région sus-hyoïdienne. En 2 ans, 52 séances, détruit environ 2,000 poils; résultat satisfaisant.

Obs. LXXVII. — Jeune fille de 22 ans, brune, séborrhéique et acnéique, atteinte d'hypertrichose légère de la lèvre supérieure qu'elle n'a pas voulu se faire soigner, et assez accentuée du menton. Fait en un an 15 séances, détruit environ 600 poils et duvets; bon résultat.

Obs. LXXVIII. — Jeune femme de 25 ans, étrangère, atteinte d'hypertrichose légère du menton. Fait 5 séances, détruit 220 poils.

Obs. LXXIX. — Jeune femme de 28 ans, brune, bien constituée, ayant un enfant, sœur du n° 74 : hypertrichose légère du menton. En un an, 6 séances, détruit environ 240 poils.

Obs. LXXX. — Jeune femme de 30 ans environ, bien constituée, ayant un enfant, cousine de la précédente : hypertrichose légère du menton. 3 séances, 130 poils détruits.

Obs. LXXXI. — Jeune fille de 20 ans, châtain foncé, bien constituée, un peu de fort duvet au menton. 2 séances, 70 poils détruits.

Obs. LXXXII. — Jeune femme de 30 ans, châtain foncé, bien constituée, trois enfants ; un peu de fort duvet à la lèvre, qu'elle n'a pas voulu se faire opérer, et au menton. 180 poils détruits; bon résultat.

Obs. LXXXIII. — Jeune femme de 30 ans, châtain foncé, bien constituée, deux enfants ; un peu de fort duvet au menton. 3 séances, environ 100 poils détruits.

c) Malades opérées d'hypertrichose du menton et n'ayant pas terminé leur traitement

Obs. LXXXIV. — Jeune femme de 25 ans, étrangère ; atteinte d'hypertrichose assez accentuée du menton. 10 séances, environ 400 poils détruits; perdue de vue.

Obs. LXXXV. — Jeune femme de 30 ans, brune, bien constituée, atteinte d'hypertrichose assez accentuée du menton. En deux mois, 20 séances, environ 800 poils détruits; doit revenir dans quelque temps pour une nouvelle série d'opérations, quand les duvets restants se seront suffisamment développés.

Obs. LXXXVI. — Jeune femme de 30 ans, châtain foncé, atteinte d'hypertrichose accentuée du menton. 12 séances, environ 500 poils détruits; perdue de vue.

Obs. LXXXVII. — Dame de 35 ans, châtain foncé, atteinte d'hypertrichose accentuée du menton. Fait 14 séances ; environ 600 poils détruits, perdue de vue.

Obs. LXXXVIII. — Dame de 28 ans, châtain foncé, mère de deux enfants ; atteinte d'hypertrichose assez accentuée du menton. Fait 8 séances, détruit environ 350 poils ; en cours de traitement.

D. — Lèvre seule.

a) Malades totalement opérées d'hypertrichose de la lèvre supérieure

Nous ferons remarquer que nous avons enlevé en totalité un nombre relativement considérable de moustaches (voir les catégories précédentes) ; il ne s'agit ici que des malades chez lesquelles nous n'avons enlevé que la moustache seule.

Obs. LXXXIX. — Dame âgée de 45 ans, brune, bien constituée, ayant des enfants ; atteinte d'hypertrichose marquée de la lèvre supérieure. En un an, fait 26 séances, enlevé 950 poils environ ; résultat excellent.

Obs. XC. — Jeune fille brune, âgée de 20 ans, bien constituée, atteinte d'hypertrichose marquée de la lèvre supérieure. En un an, fait 31 séances, enlevé 1,200 poils environ ; bon résultat.

b) Malades opérées d'hypertrichose de la lèvre supérieure et ayant terminé leur traitement, mais conservant encore du duvet

Obs. XCI. — Dame de 35 ans, châtain foncé, bien constituée, ayant deux enfants ; hypertrichose légère de la lèvre supérieure. En 4 ans, 6 séances, environ 60 poils détruits.

Obs. XCII. — Dame âgée de 26 ans, châtain clair ; bien constituée, sans enfants ; hypertrichose assez accentuée du coin des lèvres. En 2 ans douze, séances, environ 300 poils détruits.

Obs. XCIII. — Dame âgée de 30 ans environ, châtain clair, bien constituée, sans enfants ; développement un peu accentué du duvet des lèvres. En 3 ans, 30 séances, environ 800 poils détruits.

Obs. XCIV. — Jeune fille de 20 ans, brune, bien constituée ; développement un peu exagéré des duvets de la lèvre supérieure. En un an, 15 séances, environ 500 poils détruits ; bon résultat.

Obs. XCV. — Jeune fille de 25 ans, blonde, atteinte d'une maladie nerveuse ; développement un peu exagéré des duvets de la lèvre supérieure. En 5 ans, 12 séances ; environ 150 poils détruits ; bon résultat.

E. — Espace inter-sourcilier et région supra-sourcilière.

Obs. XCVI. — Jeune fille de 15 ans, brune, dont les sourcils se rejoignaient, 4 séances, environ 100 poils enlevés ; bon résultat.

Obs. XCVII. — Dame de 30 ans, blonde, pour laquelle, dans le cours d'un traitement par l'électricité pour de la kératose pilaire de la face et du front en particulier, nous avons enlevé les duvets de l'espace inter-sourcilier et de la région frontale supra-sourcilière.

N. B. — Nous avons enlevé les poils de l'espace inter-sourcilier de plusieurs autres malades, en particulier des n°ˢ 3, 6, 7, 25, 26, etc.

F. — Nez.

Obs. XCVIII. — Jeune homme de 24 ans, présentant sur la face dorsale du nez une touffe de poils assez volumineux ; enlevée en cinq séances avec un excellent résultat.

N. B. — Nous avons enlevé assez fréquemment chez des femmes ou chez des hommes quelques duvets assez volumineux siégeant vers le bout du nez sur sa face dorsale. En ce moment nous avons en traitement une jeune fille de 16 ans, atteinte de cette difformité.

G. — Joues.

Obs. XCIX. — Jeune fille de 22 ans, blonde, bien constituée, présentant sur les joues, en avant des oreilles, un développement exagéré des duvets, sous forme de favoris. Fait 7 séances, détruit environ 300 poils.

Obs. C. — Jeune fille de 20 ans environ, blonde, bien constituée, acnéique et séborrhéique, présentant sur les joues un développement exagéré de duvets sous forme de favoris. Fait 3 séances, détruit environ 130 poils ; en cours de traitement.

N. B. Toutes nos malades classifiées sous la rubrique de *barbes entières* ont eu leurs joues opérées.

Obs. CI. — Jeune homme de 25 ans, ayant une très forte barbe et des poils volumineux sur les pommettes. 2 séances d'électrolyse ; environ 80 poils détruits ; perdu de vue.

Obs CII. — Jeune homme de 30 ans, ayant une très forte barbe et des poils volumineux sur les pommettes. Fait 10 séances d'électrolyse en six mois, environ 400 poils détruits ; bon résultat.

H. — Seins et poitrine.

Obs. CIII. — Jeune fille de 25 ans, brune, présentant au milieu de la poitrine, entre les deux seins, une touffe de poils noirs. 6 séances à deux reprises ; détruit environ 215 poils ; résultat excellent.

Obs. CIV. — Jeune femme de 28 ans, châtain foncé, présentant sur la poitrine et sur les deux seins des poils noirs. Fait 4 séances, détruit environ 170 poils ; résultat excellent.

Obs. CV. — Jeune fille de 25 ans, brune, présentant sur les seins çà et là disséminés, mais surtout tout autour de l'aréole, une série de poils volumineux. Fait 12 séances, enlevé 400 poils environ.

Obs. CVI. — Jeune femme de 26 ans, brune, présentant sur la poitrine, entre les seins, une série de poils volumineux. Fait dix séances, détruit 350 poils environ.

Obs. CVII. — Jeune fille de 22 ans, blonde ; présente quelques poils autour de l'aréole des seins. En 2 séances, détruit une dizaine de poils.

Obs. CVIII. — Dame de 36 ans, châtain foncé ; présente autour de l'aréole des seins des poils assez volumineux. Fait 3 séances ; détruit une soixantaine de poils.

N. B. — Les poils qui se développent sur les seins et surtout autour de l'aréole ont pour caractère d'être accouplés par deux ou même quelquefois par trois dans le même infundibulum pilaire. Plusieurs de nos opérées de barbes entières ou de menton ont été également opérées pour la poitrine ou pour les seins.

I. — **Membres**.

Obs. CIX. — Jeune femme âgée de 30 ans, bien constituée, sans enfants, atteinte de kératose pilaire accentuée de la face et des membres ; a voulu faire enlever tout le duvet des avant-bras ; 48 séances en un an ; enlevé 2,300 poils environ ; résultat excellent ; cependant, en tendant la peau qui est lisse et souple, on voit un piqueté blanchâtre.

N. B. — Nous avons aussi opéré les avant-bras du n° 29.

Obs. CX. — Jeune femme de 30 ans, atteinte d'hypertrichose des jambes; fait 15 séances doubles ; enlevé environ 1,500 poils ; résultat incomplet, la malade n'ayant pas voulu continuer.

N. B. — Nous avons à peu près complètement opéré les jambes du n° 29.

ANALYSE DES OBSERVATIONS

Si nous jetons un coup d'œil d'ensemble sur ces 110 cas, nous voyons que les sujets opérés pour l'hypertrichose de tout le visage étaient pour la plupart des jeunes filles ou des jeunes femmes de 18 à 25 ans ; l'âge moyen de celles qui ont été opérées pour les lèvres et le menton est un peu plus élevé : il va de 25 à 35 ans.

L'étude de ces observations démontre de la manière la plus péremptoire les faits suivants :

1° Que pour détruire d'une manière totale les poils d'une figure, il faut beaucoup de temps ; qu'on n'arrive à les épuiser d'ordinaire qu'au bout de plusieurs années;

2° Que pour arriver à épuiser tous les poils d'une région donnée, il faut faire revenir la malade deux mois environ après qu'on a fini d'enlever tout ce qui est visible, enlever alors tout ce qui a pu se développer, puis faire revenir la malade après une nouvelle période de deux ou de plusieurs mois, et ainsi de suite avec une patience et une persévérance inaltérables ;

3° Que le nombre de poils à détruire chez un sujet donné varie totalement et dans d'énormes proportions suivant les personnes ; qu'on peut cependant donner les chiffres moyens suivants :

Pour une barbe entière, de 10 à 15,000 (de 1,500 à 19,000) ;

Pour un menton, de 3 à 5,000 (de 1,000 à 9,000) ;

Pour une lèvre supérieure, de 700 à 1,200, etc...

4° Qu'il faut être décidée, quand on commence un traitement pour l'hypertrichose, à le continuer, malgré sa longueur possible, jusqu'au bout ; car si, sur 5,000 poils à détruire par exemple, on n'en détruit que 4,000 et on en laisse un millier, l'aspect de la région opérée est pour ainsi dire identique à ce qu'il était avant le début du traitement, et on a subi de longues séances en pure perte.

TROISIÈME PARTIE

Les indications de l'électrolyse dans les hypertrichoses.

L'analyse raisonnée de tous les cas d'hypertrichose que nous avons opérés ou simplement observés nous a conduit à adopter la ligne de conduite suivante.

A. — Chez l'homme.

Il ne faut guère accepter chez lui de pratiquer l'épilation électrolytique que pour certaines affections du follicule pileux, telles que les folliculites récidivantes des narines, de la lèvre supérieure, de la barbe, l'affection à laquelle nous avons donné le nom de sycosis lupoïde, le trichiasis, etc... En dehors de ces faits sur lesquels nous n'avons pas à insister ici et à côté desquels il faut ranger la destruction par l'électricité des follicules pileux atteints de trichophytie rebelle, qui a été récemment préconisée par M. le Dr Sabouraud chez les enfants, nous pensons qu'il ne faut guère intervenir chez l'homme pour de l'hypertrichose vraie que lorsqu'il s'agit d'un développement exagéré des poils sur la face dorsale du nez et dans l'espace intersourcilier. Il faut résister autant qu'on le pourra aux sollicitations de ceux qui viennent demander l'aide de l'électrolyse pour supprimer : *a*) des cheveux descendant trop bas sur le front ou vers les tempes ; *b*) des sourcils trop fournis vers le front ; *c*) des poils remontant trop haut sur les joues vers les pommettes ; *d*) des poils descendant trop bas dans le cou ; *e*) les poils des oreilles ; *f*) des poils volumineux situés sur la face dorsale des mains et des doigts ; *g*) de longs poils siégeant à la région lombaire. *Il ne faut pas croire que toutes ces catégories de faits soient de simples vues de l'esprit : nous les avons observées dans notre pratique.*

B. — Chez la femme.

Chez la femme, les indications de la destruction des poils par l'électrolyse sont beaucoup plus multiples et elles méritent une discussion approfondie. Et tout d'abord il faut tenir grand compte de l'âge de la malade ; nous divisons à cet égard approximativement les sujets atteints d'hypertrichose en 3 catégories : 1° au-dessous de 25 ans ; 2° de 25 à 45 ans ; 3° au-dessus de 45.

1° Sujets agés de moins de 25 ans

C'est la catégorie de beaucoup la plus intéressante, celle à propos de laquelle se posent les questions les plus difficiles à résoudre.

a). *Que conseiller à une jeune fille atteinte d'hypertrichose commençante?* — S'il s'agit de simples duvets un peu plus longs et un peu plus volumineux que les duvets normaux, mais ne constituant pas de réelle difformité, s'ils ne semblent pas se développer avec rapidité, et s'ils ne tendent pas manifestement à se transformer en poils adultes, il faut donner le conseil de ne rien faire, d'attendre patiemment ; mais surtout il faut bien recommander de ne pas arracher, de ne pas flamber, de ne pas couper les duvets, de ne se servir ni de pilivores ni d'épilatoires, de ne pas appliquer trop de pommades ou de cataplasmes, de ne pas faire de frictions excitantes. Tout au plus pourrat-on le soir frotter doucement les régions velues avec de la poudre d'amidon pure ou mélangée d'un peu de borate de soude ou d'acide salicylique : ces poudres siccatives semblent enrayer dans une certaine mesure le développement des duvets.

En outre il est bon, lorsque la malade est brune, de lui faire faire des applications d'eau oxygénée qui blondit légèrement le duvet et le rend beaucoup moins visible.

Si la jeune fille, tout en n'ayant encore que du duvet, voit son hypertrichose se développer rapidement ; s'il est évident, d'après l'observation minutieuse de ce qui se passe chez elle, que les duvets ont une tendance marquée à se transformer *spontanément* en poils adultes, et si elle est ainsi sérieusement menacée d'avoir sous peu une difformité des plus ennuyeuses, nous estimons maintenant qu'on ne doit pas attendre pour intervenir, et que l'on doit s'efforcer de lui détruire tout le duvet des régions destinées à se couvrir de poils adultes. En effet, il y a de grands avantages dans ce cas à ne pas attendre la transformation du duvet en poils volumineux : on a ainsi beaucoup moins de chances de laisser des cicatrices, puisqu'on a fort peu à détruire ; on opère beaucoup plus de poils dans un même laps de temps, et par suite on arrive beaucoup plus rapidement à la guérison ; on épargne en outre au sujet le tourment moral de voir se développer une barbe véritable. Nous pensons donc qu'on est autorisé dans ce cas — mais dans ce cas seulement — à conseiller l'intervention par l'électrolyse, alors qu'il n'y a encore que du duvet ; mais c'est là un avis des plus délicats à donner, et il ne faut le faire qu'à bon escient.

b) *Que conseiller à une jeune fille qui a de l'hypertrichose fort développée?* — α) Si la malade est dans une condition sociale telle qu'elle puisse faire la dépense relativement considérable qu'entraînent de longues séries de séances, il faut lui conseiller de se faire opérer par une personne ayant l'habitude de l'électrolyse (car il est rare que l'on opère très bien quand on n'est pas très exercé).

ϐ) Si la malade ne peut supporter les frais d'un traitement fait par une personne de l'art, nous avons pris l'habitude de la faire opérer par une personne de sa famille, par le mari de préférence, ou par une sœur ou par un frère, à la rigueur par la mère. Nous donnons deux ou trois leçons à l'opérateur improvisé, nous le faisons opérer devant nous, et nous avons pu obtenir ainsi dans plusieurs cas d'excellents résultats.

γ) Quand il s'agit d'hypertrichose du menton, de la lèvre supérieure, de la poitrine et des membres, les malades peuvent s'opérer elles-mêmes en se servant comme pôle positif d'une pédale métallique recouverte de peau de chamois sur laquelle elles appliquent le pied nu. Elles ont ainsi les deux mains libres et elles arrivent fort bien, en se mettant au grand jour devant une bonne glace, assises devant une petite table, les deux coudes appuyés sur la table, à introduire l'aiguille dans les follicules pileux.

Nous estimons donc que, lorsqu'il s'agit de jeunes filles atteintes d'hypertrichose développée de la figure, il faut les engager à s'efforcer de s'en débarrasser. Pour la plupart d'entre elles, c'est presque une question vitale, c'est la possibilité de se marier, de se faire une famille si elles arrivent à supprimer leur difformité ; c'est toute une série d'humiliations, de blessures incessantes d'amour-propre qu'elles peuvent éviter, et qui conduisent beaucoup de ces malheureuses à l'hypochondrie et à la claustration absolue.

c) *Que conseiller à une jeune fille quand il s'agit d'hypertrichose très légère ?* — α) Quand l'hypertrichose n'est caractérisée, comme c'est la règle, que par un duvet faisant une ombre légère à la lèvre supérieure, ou par une certaine prolongation avec diminution progressive des cheveux en avant des oreilles, il faut engager vivement à ne rien faire ; tout au plus peut-on, comme nous l'avons indiqué tout à l'heure, blondir le duvet. C'est, à notre sens, une obligation morale pour le médecin de résister au désir des malades et de refuser d'opérer. On doit faire connaître l'état réel de la question, les difficultés, les longueurs de la médication, la possibilité de légères cicatrices s'il y a la moindre inadvertance de la part de l'opérateur. On doit enfin faire remarquer que parfois, surtout chez les brunes, l'ensemble du visage est moins gracieux, moins harmonieux, quand on a totalement enlevé le duvet qui recouvre la lèvre supérieure. En pareil cas notre ligne de conduite consiste donc à faire tout notre possible, *en forçant la note, pour dégoûter les malades de l'opération.*

ϐ) Mais si, après un ou plusieurs refus de notre part, il est bien avéré que l'hypertrichose, quelque légère quelle soit, est pour la malade une cause d'obsession ; si la trichophobie est assez accentuée pour menacer la santé ou la raison du sujet, nous croyons que l'on ne doit pas hésiter plus longtemps, et qu'il faut opérer même d'imperceptibles duvets.

γ) Si, tout en n'ayant qu'une hypertrichose fort légère, le sujet présenté en certains points, menton, coins des lèvres, quelques poils vraiment assez volumineux, on n'est pas autorisé à en refuser la destruction ; mais il faut prendre garde dans ce cas à ne pas se laisser entraîner peu à peu à tout détruire. Il faut en outre prévenir les malades que très probablement tous les six mois ou tous les ans elles auront à faire enlever quelques nouveaux poils qui se seront développés. Ces cas sont parmi ceux que nous appelons *indifférents pour le médecin* ; il n'a pas, à proprement parler, à imposer sa volonté au sujet, il doit faire ce que le sujet voudra : il enlèvera ou n'enlèvera pas ces quelques duvets volumineux, suivant le désir formulé par la malade. Cependant, s'il s'agit de poils vraiment assez volumineux, il est préférable de les détruire. En tout cas, il faut défendre de les arracher ou de les enlever avec un épilatoire quelconque ; si la malade ne veut pas les conserver, l'épilation électrolytique s'impose.

d) *Que conseiller à une jeune fille qui a de l'hypertrichose du devant de la poitrine, des seins, ou des membres ?* — α) S'il s'agit d'hypertrichose moyenne ou accentuée du devant de la poitrine, des seins, ou de l'espace présternal entre les seins, nous engageons vivement à opérer. Rien n'est aussi disgracieux que l'hypertrichose de ces régions ; quand elle existe, elle empêche tout décolletage, et nous avons toujours vu les femmes qui en sont atteintes ne montrer ces régions qu'avec la plus grande honte. Or l'opération électrolytique y est fort satisfaisante : il n'y a presque point de repullulation. (Ces remarques s'appliquent même aux femmes de 25 à 45 ans.)

β) Ces motifs d'opérer dans ces régions sont si péremptoires que nous ne refusons pas de le faire quand il s'agit d'hypertrichose même légère, surtout au bout des seins et entre les seins ; mais nous ne nous croyons pas autorisé alors, comme dans le cas précédent, à pousser à l'opération ; ces sujets rentrent dans la catégorie des cas qui doivent laisser le médecin indifférent.

γ) Il en est de même quand il s'agit d'hypertrichose accentuée des bras et des jambes. Le médecin ne doit pas refuser d'intervenir, mais il doit faire remarquer que les opérations sont douloureuses, des plus longues, et que les traces laissées par les piqûres mettent parfois beaucoup de temps à disparaître complètement, surtout aux membres inférieurs et lorsqu'on ne garde pas le repos complet : elles deviennent presque toujours purpuriques dans ce cas.

δ) Par contre, il doit énergiquement refuser d'intervenir, sauf cas de trichophobie accentuée, quand il s'agit de duvets acceptables des bras ou des jambes.

2° Sujets agés de 25 a 45 ans

Quand il s'agit de sujets rentrant dans cette catégorie, le médecin doit presque toujours jouer un rôle d'indifférént dans la détermination à prendre : c'est-à-dire qu'il doit soigneusement exposer à la personne qui le consulte les avantages et les inconvénients de l'opération (voir plus haut), et lui laisser le soin de décider si oui ou non elle veut qu'on l'opère.

Il s'agit en effet presque toujours, à cet âge-là, de femmes mariées dont les maris sont opposés à l'électrolyse, et qui ne se font traiter que par pure coquetterie.

Inversement, si ce sont les maris qui réclament l'opération, il faut, quelle que soit l'hypertrichose, la pratiquer immédiatement.

Il est bien entendu que si ces personnes se trouvent dans les mêmes conditions que les jeunes filles de la catégorie précédente, il faut leur appliquer les règles que nous venons de formuler.

a) *Il s'agit d'une hypertrichose fort développée.* — α) Si la femme est encore jeune, mariée, si elle va dans le monde, on est autorisé à conseiller l'opération.

β) Si elle est d'un certain âge, si elle n'a pas d'obligations mondaines, on doit rester indifférent et n'opérer que si la malade, mise au courant, déclare qu'elle veut être radicalement débarrassée.

b) *Il s'agit d'une hypertrichose moyenne.* — α) Si l'hypertrichose consiste en quelques gros poils disséminés çà et là au menton, au cou, aux lèvres, comme c'est si fréquent chez les femmes à partir de 25 ou 30 ans, on peut conseiller de les détruire, *surtout s'il n'y a pas beaucoup de duvet intermédiaire*, parce que dans ce cas le développement ultérieur des poils nouveaux n'est que très modéré, et il suffit aux sujets de revenir se faire opérer tous les six mois, tous les ans, ou tous les deux ans. Mais il faut savoir se borner et n'attaquer que les poils qui constituent réellement une difformité. On doit résister aux malades qui, lorsqu'elles sont délivrées des poils volumineux, sont toujours tentées de trouver énormes de simples duvets. Il est fort difficile de s'arrêter sur cette pente dangereuse.

β) S'il y a quelques gros poils avec beaucoup de duvet, on doit être beaucoup plus réservé : il faut prévenir de la possibilité de la transformation ultérieure des duvets en poils adultes, et il faut n'opérer que si on le réclame avec insistance.

γ) Si les poils sont peu volumineux et le duvet fort abondant, il faut conseiller de ne pas intervenir, car la difformité est pour ainsi dire négligeable chez les blondes ; chez les brunes on peut décolorer avec l'eau oxygénée, et l'on a à redouter, si l'on y touche, un développement relativement rapide des duvets, d'où une série d'opérations dont on ne peut apprécier l'importance.

c) *Il s'agit de simples duvets.* — α) Que les duvets soient très abondants ou moyennement touffus, nous croyons qu'on doit engager les malades à ne pas se faire opérer, car on peut, en essayant de les éclaircir, faciliter leur transformation en poils adultes. Nous savons que cette question est controversée : nous en avons déjà parlé (voir plus haut). Il est certain qu'il y a des sujets chez lesquels la destruction de quelques poils ne favorise pas la transformation des duvets en poils adultes, surtout quand ces personnes ont passé la trentaine ; on pourrait donc chez elles éclaircir sans danger un duvet abondant. Mais il est absolument impossible de savoir, sans en faire l'expérience, quelles sont les réactions des téguments d'une personne donnée sous l'action de l'électrolyse, et cette expérience peut malheureusement être dangereuse, car nous avons nettement reconnu dans plusieurs cas qué dès qu'on enlevait de forts duvets par l'électricité, le duvet voisin semblait se développer avec une assez grande rapidité.

ß) Par contre, si la malade ne présente que quelques duvets fort rares à la lèvre ou au menton, et si elle veut les faire enlever, le médecin peut rester indifférent, et ne pas s'opposer à l'opération si elle est instamment réclamée.

Nous ne revenons pas ici sur ce que nous avons dit à propos des jeunes filles au sujet de l'hypertrichose de la poitrine, des seins et des membres.

3° SUJETS AU-DESSUS DE 45 ANS

A partir de 45 ans le rôle du médecin devient fort peu important. D'une manière générale il doit conseiller aux malades de ne rien faire, pour des raisons d'ordre extra-médical que tout le monde comprend et sur lesquelles nous n'avons pas à insister. Cependant, s'il s'agit de personnes fort affectées d'avoir aux lèvres ou au menton ces touffes de poils disgracieux qui se développent si fréquemment à partir de 40 ans, il ne doit pas refuser d'opérer après avoir averti le sujet de tous les ennuis de l'intervention. Il doit d'autant moins hésiter à le faire dans ce cas quand les malades en expriment le vif désir, que le développement des couches successives se produit à cet âge-là avec beaucoup moins d'intensité que chez les jeunes filles : l'opération est donc en elle-même plus satisfaisante chez les personnes âgées ; mais on ne doit jamais perdre de vue que chez elles elle n'a pour ainsi dire plus de réelle utilité.

BIBLIOGRAPHIE

1. CHAS. E. MICHEL. — Trichiasis and distichiasis with an improved method for their radical treatment. *Saint-Louis clinical Record*, vol. II, n° 7, octobre 1875.

2. Léon Le Fort. — Manuel de médecine opératoire. 2e volume, 1877.

3. Hardaway. — The treatment of hirsuties. *American dermatological Associa-tion*, 28 août 1878.
Piffard, Fox, Taylor (même séance).

4. L.-D. Bulkley. — A new method of permanently removing superfluous hairs. *Archives of dermatology*, octobre 1878, p. 287. (N. B. La méthode du Dr L.-D. Bulkley n'est pas l'électrolyse.)

5. Michel. — Trichiasis and distichiasis : reflections upon their nature and pathology, with a radical method of treatment. *Saint-Louis Courier of medicine*, no de février 1879.

6. G.-H. Fox. — On the permanent removal of hair by electrolysis, *New-York med. Record*, mars 1879.

7. Hardaway. — The permanent removal of superfluous hairs by electrolysis. *Philadelphia med. Times*, 1879-1880.

8. Butler. — The permanent removal of superfluous hairs by electrolysis. *Med. Chir. Quart. N. Y.*, 1880, 1, 43. (Indicat. bibliographique donnée par Jackson.)

9. Chisolm. — Treatment of wild hairs by electrolysis. *Maryland med. Journal* 1880-1881, VII, p. 553. (Indicat. bibliogr. donnée par Jackson.)

10. Duhring. — An instrument for the removal of superfluous hairs. *Amer. Journ. of med. Sciences*, 1881, LXXXII, 142.

11. Hayes. — The removal of hair by electrolysis. *Saint-Louis med. and surgical Journal*, novembre 1881. (Indicat. bibliogr. due à Jackson.)

12. Heitzmann. — Experiments on epilation. *Arch. of dermat.*, 1881, p. 130. (Expériences avec des caustiques divers.)

13. J.-C. White. — The use of electrolysis in the treatment of hirsuties. *Boston med. and surgical Journal*, mai 1881, p. 412.

14. G.-H. Fox. — The permanent removal of hair by electrolysis. *New-York medical Record*, 1882, p. 253.

15. Heitzmann. — Remarks on akido-galvano-cautery for epilation. *Saint-Louis Courier of medicine*, 1882, p. 16. (Indication bibliographique due au Dr Jackson.)

16. Benson. — On the treatment of partial trichiasis by electrolysis. *Brit. med. Journal*, 1882, p. 1203.

17. Piffard. — An improved instrument for the removal of superfluous hair. *Journal of cutaneous and venereal diseases*, mars 1883, p. 183.

18. Jackson. — Superfluous hair ; the Russian Dog faced boy and facial hirsuties in women. *Med. Record New-York*, 1885, p. 568.

19. Rohé. — Experience with electrolysis in dermatological practice. *Medical, Times Philad.*, 8 août 1885.

20. Michelson. — Die Elektrolyse als Mittel zur radicalen Beseitigung an abnormer Stelle gewachsener Haare. *Berliner klinische Wochenschrift*, 1885, nos 42, 43.

21. Hardaway. — Die Radikalbehandlung der hypertrichosis Mittels Elektrolyse. *Monatshefte für praktische Dermat.*, no 10, 1885.

22. Gilbert Smith. — The removal of superfluous hairs by electrolysis. *Birmingham med. Review*, décembre 1885.

23. Unna. — Nadelhalter zur elektrolytischen Behandlung der Haarbälge. *Monatshefte für praktische Dermat.*, 1885, p. 335.

24. Max Müller. — Ueber radikal Epilation Mittels galvanischen Stromes. *Wiener med. Presse*, 1885, p. 45.

25. Baratoux. — De l'épilation par la galvanocaustique chimique. *Revue médicale française et étrangère*, 13 mars 1886.

26. Behrend. — Ueber dauernde Beseitigung krankhaften Haarwuchses. *Société de médecine berlinoise*, 20 janvier 1886, et *Berliner klin. Wochens.*, 1886,

n° 11 ; — et Hypertrichosis. *Separat. Abdruck aus der Real Encyclopädie der Gesammten Heilkunde*, 1886. À la même séance, KAREWSKI, LASSAR, KOEBNER, ROSENTHAL.

27. BROCQ. — De la destruction des poils par l'électrolyse. *Soc. méd. des hôpitaux de Paris*, 28 mai 1886.

28. CARPENTER JULIA W. — The removal from the skin of Papillary growths ; Pigmentary moles and superfluous hairs. (*Cincinnati Lancet Clinic*, 1886, p. 515.

29. — J. CLARKE MAC GUIRE. — Electrolysis in the treatment of diseases of the skin. *The American Practitioner and News*, 9 janvier 1886.

30. KAREWSKI. — Zur Therapie der Hypertrichosis. *Deutsche med. Wochens.*, 1886, p. 587 n° 348.

31. LUTSGARTEN. — Bemerkungen über Radikalepilation mittelst Elektrolyse. *Wiener med. Wochens.*, n° 36, 1886.

32. MICHELSON. — Neuere Arbeiten über elektrolytische Radikalepilation. *Monatshefte für prak. Dermat.*, p. 167, 1886.

33. MICHELSON. — Ueber die galvanochirurgischen Methoden zur Beseitigung an abnormer Stelle gewachsener Haare. — *Congrès de Berlin*, septembre 1886, et *Vierteljahreschrift für Dermat. und Syph.*, 1887, Heft 2.

34. PRINCE. — On the exact measurement of the electric current and other practical points in the destruction of the hair by electrolysis. *Bost. med. and surg. Journal*, 1886, p. 429.

35. ROHÉ. — Electrolysis and some of its applications in medicine and surgery. *Maryland med. Journal*, 20 novembre 1886.

36. STARTIN. — Removal of superfluous hair by electrolysis. *The Lancet*, 20 novembre 1886, p. 969.

37. G.-H. FOX. — *Emploi de l'électricité pour l'ablation des poils et le traitement des taches de rousseur* (in-8° de 67 pages. Détroit, 1886).

38. RADCLIFFE CROCKER. — Removal of hair by electrolysis. *British med. Association Friday*, 13 août 1886. *The British med. Journal*, 28 août 1886, p. 415.

39. BENDELACK HEWETSON. — Electrolytic removal of eyelashes. *Leeds and West riding med. chir. Soc.*, 5 novembre 1886. *British med. Journal*, 20 novembre 1886, p. 978.

30. WOODY SAMUEL. — Permanent removal of hair by electrolysis with cases. *Amer. Pract. and News*, Louisville, 24 juillet 1886.

41. HARDAWAY. — Electrolysis in medicine and surgery. *Maryland med. Journal*, 25 décembre 1886, p. 154.

42. BROCQ. — De la destruction des poils par l'électrolyse. *Annales de dermatologie et de syphiligr.*, 25 juillet 1887, p. 460.

43. BROCQ. — De la destruction des poils par l'électrolyse. *Société médicale des hôpitaux*, 13 avril 1888.

44. W. A. HARDAWAY. — A supplemental account of the case of a bearded woman in whose behalf electrolysis was first employed for the destruction of the hair papille. *Medical News*, 5 mai 1888, p. 490.

45. G.-H. ROHÉ. — Studies in hirsuties. *Monatshefte für praktische dermat.*, VI Band, n° 1, 1888.

46. C.-M. CAMPBELL. — Electrolysis in superfluous hair. *Med. Soc. of London*, 28 janvier 1889. *British med. Journal*, 2 février 1889, p. 246.

47. BROCQ. — Nouveaux détails sur la destruction des poils par l'électrolyse. *Société de dermatologie*, 1891.

48. DUBREUILH. — Épilation par l'électrolyse. *Société de médecine et de chirurgie de Bordeaux*, 5 mai 1891.

49. DEBEDAT. — Nouvelles aiguilles pour l'épilation électrolytique. *Société d'anatomie et de physiologie de Bordeaux*, 20 avril 1891.

50. DUBREUILH. — Épilation électrolytique. *Société de dermatologie*, 22 avril 1892.

51. A. SACK. — Ueber Radikalepilation auf electrolytischen Wege. *Berliner klin. Wochens.*, 1892, n° 41.

52. FOVEAU DE COURMELLES. — L'épilation électrique. *Revue illustrée de polytechnique médicale*, 30 août 1892, p. 197.

53. J.-T. BOWEN. — The present position of electrolysis in the treatment of cutaneous affections. *The Boston med. and surg. Journal*, 28 juillet 1892.

54. FRED.-J. LEVISEUR. — Destruction des poils superflus par l'électrolyse. *Med. Record*, février 1892.

55. REGENSBURGER. — Traitement électrolytique de l'hypertrichose. *Occid. med. Times*, juin 1892.

56. A. M. POUMAYRAC. — *Étude sur les hypertrichoses.* Thèse de Bordeaux, 1892-1893.

57. BALMANNO SQUIRE. — *Superfluous hair and the means of removing it.* (London, 1893.)

58. CIARROCCHI. — Électrolyse dans l'hypertrichose, surtout dans le trichiasis. *Riforma med.*, 1893, n° 8, et *ibid.*, 1894.

59. MARÉCHAL. — *Destruction des poils par l'électrolyse*, Paris, 1893.

60. HAYES, BERGONIÉ et DEBEDAT. *Technique pratique de l'épilation par l'électricité.* (Paris, O. Doin, 1894.)

61. AUGUST SANTI. — Die Elektrolyse in der Dermatologie. *Monatshefte für prak. Dermat.*, 15 mars 1894, p. 459.

62. GIOVANNINI. — Ueber die durch die elektrolytische Epilation hervorgerufenen histologischen Veränderungen. *Archiv. f. Dermat. und Syph.*, 1895, t. XXXII, p. 3.

63. J.-F. PAYNE. — The production of hypertrichosis by local applications. *British Journal of dermat.*, mars 1895, p. 78.

64. GEORGES LÉVY. — Technique de l'électrolyse en dermatologie. *Polytechnique médic.*, 30 juillet 1896.

65. W. DUBREUILH. Un point de technique de l'épilation électrolytique. *Société de dermatologie*, avril 1896.

66. TROUVÉ. — Bascule rhéostatique pour l'épilation. *Journal de médecine de Paris*, 24 janvier 1897, p. 39.

67. DU CASTEL. — Traitement de l'hypertrichose. *Traité de thérapeutique appliquée*, publié sous la direction du Dr A. ROBIN. — *Traitement des maladies de la peau*, 2e partie, p. 263.